GENÉTICA HUMANA:
fabricando o futuro

Robert Song

GENÉTICA HUMANA:
fabricando o futuro

Tradução
Júlio César Roma
Silviene Fabiana de Oliveira

Edições Loyola

Título original: *Human Genetics – Fabricating the Future*

Darton, Longman and Todd Ltd
1 Spencer Court
140-142 Wandsworth High Street
London SW18 4JJ
ISBN: 0-232-52393-2

PREPARAÇÃO: Maurício Balthazar Leal
DIAGRAMAÇÃO: So Wai Tam
REVISÃO: Carlos Alberto Bárbaro

Edições Loyola
Rua 1822 nº 347 – Ipiranga
04216-000 São Paulo, SP
Caixa Postal 42.335 – 04218-970 – São Paulo, SP
(11) 6914-1922
(11) 6163-4275
Home page e vendas: www.loyola.com.br
Editorial: loyola@loyola.com.br
Vendas: vendas@loyola.com.br

ISBN: 85-15-02749-6

Sumário

Agradecimentos ... 7

Capítulo um – Introdução ... 9

Capítulo dois – Saúde, medicina e a nova genética ... 17
Saúde e medicina sob a perspectiva do cristianismo ... 18
O projeto Genoma Humano ... 22
Algumas considerações morais ... 26
Diagnóstico genético pré-implantação ... 28
Clonagem humana ... 33
Clonagem reprodutiva ... 34
Pesquisas com células-tronco ... 38
O *status* do embrião ... 41

Capítulo três – Melhoramento genético e a nova eugenia ... 49
A eugenia ao longo da história ... 50
Uma nova eugenia? ... 55
Pressões sociais, escolhas individuais ... 59
Repensando a deficiência ... 64
Terapia e melhoramento ... 66
O melhoramento é errado? ... 71
Ressurreição e o corpo de ressurreição ... 80
Terapia e melhoramento, de novo ... 82

Capítulo quatro – Justiça, comunidade e genética ... 87
Genética comportamental ... 89
Testes genéticos e os seguros ... 103
Patenteamento de genes ... 109
Justiça global ... 116

Capítulo cinco – Inevitabilidade tecnológica e futuros alternativos. 119
O projeto baconiano ... 122
A inevitabilidade da engenharia genética ... 126
Rumo a uma alternativa ... 129
Conclusão ... 134

Glossário ... 137
Genética: uma breve introdução à ciência ... 137
Glossário de termos científicos ... 140

Bibliografia selecionada comentada ... 145
A ciência da genética humana ... 145
Abordagens teológicas ... 145
Capítulo 1 — Introdução ... 146
Capítulo 2 — Saúde, medicina e a nova genética ... 146
Capítulo 3 — Melhoramento genético e a nova eugenia ... 147
Capítulo 4 — Justiça, comunidade e genética ... 147
Leituras adicionais ... 147

Índice remissivo ... 151

Agradecimentos

Meus primeiros agradecimentos são devidos a Audrey Elkington, cujo trabalho de pós-graduação sobre a ética teológica da genética colocou-me a par da importância do assunto, e a Frank White, que me deu a idéia de escrever um livro sobre tal. Viver e trabalhar no nordeste da Inglaterra trouxe-me muitos prazeres, entre os quais o de beneficiar-me de eventos organizados pelo Instituto de Pesquisas da Política, Ética e Ciências da Vida (PEALS), situado no Centro Internacional para a Vida em Newcastle-upon-Tyne. Sou particularmente grato às discussões com um grupo de leitura reunido por seu diretor de Expansão, Tom Shakespeare.

Sou também muito agradecido aos que leram e comentaram um ou mais capítulos deste livro: David Clough, Jim Francis, Dave Leal, Pete Moore, Tom Shakespeare e Michael Whong-Barr. A professora Judith Goodship, do Instituto de Genética Humana da Universidade de Newcastle, gentilmente fez uma leitura completa do glossário. Katie Worrall, da Darton, Longmann and Todd, foi uma editora generosa e paciente.

Partes dos capítulos três e cinco foram inicialmente divulgadas em um trabalho apresentado no Centro para o Cristianismo e Cultura, Regent's College, Oxford.

Para uma pessoa acima de todas eu devo mais do que posso expressar facilmente: minha esposa, Margaret Masson, a quem este livro é dedicado, com amor.

Capítulo um

Introdução

Quais as perspectivas para a genética humana? Por que há tanta ansiedade sobre suas possíveis implicações? Este capítulo introdutório examina o "fator repulsa" e a idéia de "brincar de Deus", e delineia a abordagem adotada no restante do livro.

Em um artigo publicado na *Science* em que discutia as origens e objetivos do projeto Genoma Humano, James D. Watson, primeiro diretor do projeto e co-descobridor da estrutura em dupla hélice da molécula de DNA, previu:

> Um conjunto de livros de instruções mais importante jamais será descoberto por seres humanos. Quando finalmente interpretadas, as mensagens genéticas codificadas em nossas moléculas de DNA irão proporcionar as respostas definitivas para os fundamentos químicos da existência humana[1].

Ele prosseguiu, acrescentando que o fato de decifrar o genoma humano contribuiria para o nosso conhecimento "da maneira que funcionamos como seres humanos saudáveis", e em particular nos ajudaria a compreender o papel dos fatores genéticos em doenças.

As perspectivas reveladas pelo conhecimento genético são de fato impressionantes. Muitas doenças humanas terríveis atribuídas a

1. James D. WATSON, The Human Genetic Project: Past, Present and Future, *Science* 248, n. 4951, 6 abr. 1990, 44.

disfunções genéticas — tais como fibrose cística, mal de Huntington ou distrofia muscular de Duchenne — poderão um dia ser tratáveis por meio de intervenção genética direta. Muitas doenças ou condições nas quais fatores genéticos desempenham um papel conjunto com fatores ambientais — tais como algumas formas de câncer ou doenças cardíacas — poderão brevemente ser tratadas de forma mais efetiva, com drogas feitas sob medida para cada caso ou outros tratamentos derivados de nosso conhecimento genético crescente. A seleção de embriões a fim de se evitar a propagação de "genes ruins" já está começando a ocorrer, assim como a pesquisa de terapias gênicas em embriões no interior do útero. Embora, por comparação, os resultados clínicos até o momento sejam um tanto decepcionantes — nenhuma forma de terapia gênica direta tornou-se ainda prática médica rotineira, por exemplo —, a maioria dos cientistas parece concordar que se trata mais de uma questão de tempo e esforço que de problemas intrínsecos da ciência em si.

As possibilidades não param por aí, naturalmente. Muita atenção tem sido dada a testes genéticos que possam informar sobre a probabilidade das pessoas se tornarem doentes de um mal em particular. Começamos a adquirir uma compreensão significativamente maior sobre o papel dos genes no comportamento e em outros atributos humanos. Inteligência, sexualidade, tendência à agressividade ou educação, todos podem ter um componente genético importante, mesmo que a relação desse componente com fatores ambientais seja complexa e difícil de descobrir. De outra parte, a identidade genética tem ajudado a polícia em suas investigações e contribuído para um número crescente de condenações. Historiadores e antropólogos se beneficiarão de informações bioarqueológicas sobre migrações de povos. E assim por diante.

Apesar dessas notáveis perspectivas, contudo, pelo menos uma quantidade equivalente de atenção tem se fixado nos perigos potenciais das novas tecnologias genéticas e biológicas. Desde o anúncio de que a ovelha Dolly havia sido clonada por cientistas em Edimburgo, em 1997, a extensão das técnicas para a clonagem de seres humanos tem sido uma imensa preocupação internacional. Da mesma forma, jornais sabem que encontrarão prontamente um público leitor para artigos sobre a possibilidade de bebês projetados, escolhidos em catálogos para adequar-se a preferências paternas, ou sobre uma classe genética inferior que não pode ter acesso à saúde ou a seguros de vida devido a seu *status* genético, ou sobre os perigos de companhias de biotecnologia que utilizam o sistema de patentes para fazer valer os direitos sobre genes para os quais, aparentemente, tenham achado pouca aplicação prática. E como resultado disso tem sido fácil para colunistas, grupos ativistas de pressão, especialistas autoproclamados e provocadores profissionais em geral — para não mencionar os escritores dos livros de ética! — falar sobre ladeiras escorregadias [*slippery slopes*] e uma decadência aparentemente inevitável rumo à perdição derivada da genética.

Seria fácil descartar tais temores como irracionais e baseados na ignorância. Muitos daqueles que são fortes defensores da nova genética sucumbem a essa tentação, talvez em parte devido a uma compreensível irritação com a falta de conhecimento científico que freqüentemente permeia as atitudes das pessoas no assunto da genética. Contudo, essas preocupações não são simplesmente enraizadas em uma rejeição ingênua da ciência ou no antagonismo a ela concernente, como se o problema pudesse ser resolvido empregando-se mais professores para o entendimento público de ciência. Tampouco são somente o produto de um "fator repulsa", se com esta expressão se quer definir uma reação absolutamente visceral e fechada ao argumento racional. Tais análises da inquietação popular não atingem o cerne da questão. O que falta freqüentemente aos otimistas é uma avaliação suficientemente sensível das ansiedades latentes que dão origem às manchetes alarmistas e predições de trevas — ansiedades que podem ter bem mais substância que uma oposição meramente instintiva e não-científica à razão e ao progresso. É claro, a repugnância amplamente sentida acerca de uma série de novas técnicas pode ser em parte resultado de preconceito injustificado e medo imponderado, e há muitos exemplos na história (por exemplo, vacinas, transplantes cardíacos e, mais recentemente, técnicas de fertilização *in vitro* — IVF[2]) em que sentimentos inicialmente viscerais de antipatia deram caminho — de forma certa ou errada — à aceitação qualificada ou mesmo à total aceitação pública. Contudo, como o biólogo e filósofo Leon Kass argumentou, isso poderia em parte ser também a expressão superficial de uma sabedoria que não é tão fácil de traduzir em palavras mas preserva algumas de nossas mais profundas intuições morais.

2. Optou-se pela manutenção desta e de outras siglas em inglês, por se tratar das formas mais freqüentemente utilizadas também no Brasil. (N.T.)

Essa irracionalidade superficial poderia mascarar uma profunda racionalidade, a qual seria tolice menosprezar[3].

Como deveríamos responder a essa inquietação popular? Uma possibilidade é que essas reações sejam simplesmente uma expressão de temor do futuro, que freqüentemente acompanha desenvolvimentos tecnológicos. Os horrores do desconhecido inevitavelmente habitam a imaginação, e a religião em particular tem freqüentemente tirado proveito de sua manipulação. Mas reduzir a isso a tecnofobia popular em relação à genética falha em explicar por que a genética é a única escolhida para essa preocupação, quando muitas áreas do avanço científico e tecnológico não despertam o mesmo grau de apreensão: em sua maioria, avanços potenciais em tratamentos médicos, por exemplo, são saudados com aclamação.

É claramente mais próximo da verdade ver tais temores como baseados na preocupação sobre interferir com a "natureza", particularmente com aquela parte da natureza que é o corpo humano. Não por acaso o mito de Frankenstein tem um papel tão amplo nas reações instintivas de muitas pessoas às novas biotecnologias: ele expressa poderosamente nossos desejos e medos sobre nossa florescente capacidade de manipular corpos humanos por meios tecnológicos. Ora, sendo assim, seria tolice imaginar que a história de Frankenstein é simplesmente uma fantasia irracional que demonstra a ingenuidade dos que se opõem à pesquisa genética, e que poderíamos simplesmente contar outra história, mais encorajadora, sobre o progresso científico. A verdade é que se Frankenstein e seu monstro nunca tivessem existido teria sido necessário inventá-los. Os medos expressados por intermédio do mito precisam ser compreendidos e apreciados, não rejeitados[4].

A história de *Frankenstein* escrita por Mary Shelley difere de mitos anteriores sobre a criação de vida pelo homem, tal como o do *golem*[5] da lenda judaica, na medida em que nela, pela primeira vez, a vida é criada com o

3. Leon KASS, The Wisdom of Repugnance, *The New Republic*, 2 jun. 1997, reimpr. em Gregory E. PENCE (ed.), *Flesh of My Flesh:* The Ethics of Cloning Humans: A Reader, Latham, Md.: Rowman & Littlefield, 1998, 17-37.

4. Um relato excelente da recepção do mito de Frankenstein na cultura popular pode ser lido em Jon TURNEY, *Frankenstein's Footsteps:* Science, Genetics and Popular Culture, New Haven, Yale University Press, 1998.

5. Segundo a lenda, judeus perseguidos criaram um ser de argila com aspecto humano para protegê-los de seus inimigos. (N.T.)

esforço do cientista somente, sem a invocação de Deus ou de qualquer agente sobrenatural — o que sugere um segundo aspecto de nossos medos sobre manipular o corpo, que é o "brincar de Deus". O recurso freqüente a essa expressão quando da discussão de aspectos da nova genética pode ser considerado uma evidência de uma religiosidade residual e essencialmente obsoleta. Porém, é pelo menos igualmente plausível vê-la como uma maneira de expressar um autêntico reconhecimento da limitação humana; seja lá o que formos, e quem quer que seja Deus, pelo menos estamos certos de não ter a onipotência ou a onisciência de um Criador divino. O poder da tecnologia de capacitar seres humanos a investigar as profundezas da vida biológica em si, e então manipulá-la em seu proveito, parece estar ultrapassando aquela que é a prerrogativa apenas do Criador. Certamente, este é um poder do qual ninguém poderia investir-se despreocupadamente. Se essa intuição, ou algo equivalente, é na verdade um elemento significativo da reação popular, então, longe de ser descartada, merece ser tratada com a máxima seriedade.

Exatamente pelo fato de esses temores terem sido uma característica tão central do impacto das tecnologias genéticas nas sociedades ocidentais contemporâneas, qualquer abordagem ética a questões de genética humana que os ignore corre o risco da abstração inadequada. Muito freqüentemente escreve-se bioética de ordem filosófica e teológica como se o limite do dever moral fosse discernir quais os princípios corretos a serem aplicados em uma situação específica, sem qualquer senso das expectativas culturais e da dinâmica tecnológica que trouxeram técnicas particulares ou procedimentos à existência, e que irão contribuir vigorosamente para sua modelagem no futuro. A ética precisa ser incorporada, e isso envolve o entendimento não apenas do princípio, mas também do contexto. No caso da genética, uma parte importante desse contexto é o que tem sido denominado "imperativo tecnológico", o ímpeto de controlar a natureza que atua significativamente na estruturação de nossas crenças e ações, quer estejamos cientes disso ou não, quer gostemos ou não.

Por essa razão tentei ir além de fornecer listas de argumentos para cada lado de questões morais específicas levantadas pela genética humana, mesmo que muitas delas também sejam abordadas no decorrer do livro. Em vez disso, tentei compreender alguns dos fatores causais fundamentais — as atitudes, as crenças e os compromissos existenciais, bem como as pressões médicas, científicas e comerciais — que têm governado os desenvolvimentos da genética médica moderna. É primariamente em relação a esses conceitos subjacentes que apresento algumas das questões centrais levantadas pela ética teológica cristã. A adoção dessa abordagem nos permite reconhecer que as questões morais proeminentes são comuns a muitas das diferentes técnicas conectadas através da nova genética: o que as une é maior que aquilo que as separa. Adicionalmente, ajuda a tratar de um dos mais freqüentes problemas com o qual se depara quem quer que escreva sobre ética em genética: a impressionante velocidade com a qual as tecnologias se desenvolvem; como se diz, "se está impresso, está desatualizado!". A questão importante é compreender as tendências latentes por trás dos problemas apresentados.

O capítulo dois concentra-se no entendimento da saúde e da medicina no âmbito da tradição cristã, e como isso pode ser aplicado à nova genética. O cristianismo tem tido um duradouro compromisso com a prática da cura, enraizada em seu entendimento da salvação divina por intermédio de Cristo, e em conseqüência disso tem sido sempre amplamente receptivo à moderna medicina científica ocidental. Isso deveria conduzir uma parte significativa de sua resposta ao projeto Genoma Humano, e à genética médica de forma mais geral: com freqüência, os que criticam aspectos desse projeto falham em dar reconhecimento adequado à promessa de novos e mais poderosos tratamentos clínicos que poderiam, ao longo de décadas, dar uma maciça contribuição à saúde e ao bem-estar humanos. Estes se encontram no momento em seus estágios iniciais de desenvolvimento, mas as perspectivas para a medicina são inquestionavelmente excitantes. Isto não significa dizer que cada desenvolvimento relacionado tenha ocorrido sem controvérsia, e na segunda metade do capítulo considero três técnicas em particular — diagnóstico genético pré-implantação, clonagem reprodutiva e pesquisas com células-tronco — que têm sido amplamente debatidas.

A ciência genética, como acabamos de ver, não está associada na consciência popular somente a benefícios médicos potenciais, e no capítulo três volto a considerar a possibilidade de engenharia genética relacionada a melhoramento. Pode-se argumentar que a promessa — ou a ameaça — de bebês "projetados" é uma reprise contemporânea de um tema mais antigo, o do movimento eugênico da primeira parte do século XX. A história desse movimento, de grande influência em países de língua inglesa bem como na Alemanha nazista, é ainda muito pouco conhecida. Além disso, muitos sustentam que ele tem ressurgido na assim chamada "nova eugenia" de testes pré-natais e aborto, um clamor que requer uma investigação dos tipos de pressões que levam pessoas a lançar mão desses procedimentos, bem como dos aspectos de deficiências que estão implícitos nestes. Pressões similares, eu sugiro, podem levar também a uma engenharia eugênica positiva. Se esse resultado deve ser rejeitado, o enfoque deve voltar-se para a possibilidade de ser estabelecida uma distinção entre terapia e melhoramento: distinção que é, de fato, entre formas aceitáveis e inaceitáveis de manipulação genética. E, de uma perspectiva cristã, isso também requer um entendimento das questões teológicas em risco.

Um dos temas mais importantes de qualquer ética cristã é o da justiça e da comunidade humana. No capítulo quatro eu o utilizo para explorar três tópicos aparentemente não relacionados: genética comportamental, uso de testes genéticos para propósitos de seguridade e patenteamento de genes. A análise das diferentes contribuições de genes e meio ambiente para comportamentos característicos tem tornado a genética do comportamento um dos mais controversos e politicamente sensíveis de todos os assuntos levantados pela nova genética. A primeira questão para muitos aqui evocada se refere a temores em relação ao determinismo genético, se o desvendamento da influência da genética no comportamento pode implicar uma negação da liberdade e da responsabilidade humanas. Contudo, argumento que o problema mais profundo se relaciona a suas implicações para a justiça. Seja na descoberta de um suposto "gene *gay*" ou nas pretensas conexões entre inteligência e raça traçadas pelos autores de *The Bell Curve* [A curva do sino], as verdadeiras questões propostas pelo entendimento da nova genética são se ela reforça a discriminação ou permite uma nova apreciação da comunidade humana. Questões similares estão envolvidas no uso da informação genética por seguradoras, e na questão implícita de se os riscos genéticos são cargas que devem ser suportadas pelo indivíduo ou coletivamente pela comunidade. O papel dos interesses comerciais contra o bem público é também central para a discussão do patenteamento de genes, assim como o é pensar sobre a genética e a justiça global.

O capítulo cinco trata conjuntamente de uma série de temas dos capítulos anteriores, mediante a exploração do retrospecto da ansiedade acerca da tecnologia descontrolada. Embora muitas pessoas se oponham instintivamente a partes centrais da engenharia genética eugênica, elas também acreditam ser provável que ela se concretize, quaisquer que sejam seus pontos de vista. Esse sentido da inevitabilidade da engenharia genética, como parte de uma mais ampla "necessidade de tecnologia", gera um sentimento constante de espanto de que nossas éticas são incapazes de acompanhar nossa tecnologia. Isso não é tratado adequadamente por abordagens éticas que vêem a incumbência da ética como simplesmente a de aplicar princípios ou métodos a técnicas genéticas específicas, como se, ao concluir que elas estivessem erradas, pudessem fazê-las sumir. Em vez disso, o que é necessário é a compreensão das aspirações culturais de muito mais longo prazo que originaram tais técnicas, um entendimento que enquadro em termos do projeto baconiano de eliminar o sofrimento e expandir o domínio da escolha humana. Em resposta a isso há a necessidade de uma visão alternativa da sociedade e do benefício humano, que não seja impelida pelas compulsões e necessidades ameaçadoras que geram o imperativo tecnológico. Cremos não estar errados ao ter a esperança de que a Igreja possa tornar-se a personificação dessa visão. Este seria um caso não tanto de fazer os pronunciamentos públicos corretos, por mais valiosos que pudessem ser, mas de descobrir os modos de viver conjuntamente que poderiam expressar verdadeiramente a natureza de seres humanos criados, livres para amar a Deus.

Inevitavelmente, não é possível enfocar todas as questões morais despertadas pela nova genética em um pequeno livro como este. Não me preocupei em abordar questões sobre o caráter confidencial dos resultados de testes genéticos em um contexto clínico, por exemplo, ou sobre o uso da informação genética por empregadores atuais ou futuros, e faço apenas a mais breve das referências à terapia gênica de células germinativas. Também desconsiderei categoricamente todos os assuntos relacionados à genética de plantas ou animais, tais como a moralidade de cultivos geneticamente modificados, xenotransplantes ou experimentações genéticas animais. Para quem se interessar e quiser aprofundar-se nesses assuntos, há referências a todos eles na Bibliografia selecionada comentada.

Capítulo dois

Saúde, medicina e a nova genética

Este capítulo situa o projeto Genoma Humano no contexto do entendimento de saúde e medicina segundo a tradição cristã e descreve os possíveis benefícios clínicos da nova genética. Também discute alguns resultados controversos da pesquisa genética:

- Diagnóstico genético pré-implantação (PGD)
- Clonagem reprodutiva
- Pesquisa com células-tronco

Estes tópicos também requerem uma discussão particular sobre o *status* do embrião.

Ao pensar sobre genética humana de uma perspectiva teológica, quero começar a partir do entendimento teológico da natureza da saúde e da medicina, que ratifica o compromisso cristão de curar e cuidar dos que estão doentes, mas também posiciona esse compromisso em um testemunho cristão mais amplo da natureza cósmica da salvação humana. Esse entendimento concede um papel adequado para a medicina tecnológica no labor cristão de cuidar dos doentes, mas também assegura que essa medicina não tente ir além de seu papel subordinado em relação à obra superior de salvação divina. Neste capítulo irei enfocar o papel terapêutico da medicina genética, o que envolverá a discussão do projeto Genoma Humano e de seus benefícios médicos potenciais, que não deveriam ser minimizados, como irei propor: muito freqüentemente os críticos desses aspectos, mesmos dos aspectos centrais, de desenvolvimentos em genética podem dar a impressão de ser completamente opostos à ciência genética. Mas também iremos considerar alguns resultados médicos mais controversos relacionados à genética: diagnóstico genético pré-implantação, clonagem humana reprodutiva e pesquisa com células-tronco.

Saúde e medicina sob a perspectiva do cristianismo

Para os cristãos a cura física sempre foi vista à luz da salvação em Jesus Cristo[1]. Ainda que um compromisso com a cura tenha sido uma característica central do ministério da Igreja desde os tempos do Novo Testamento, este tem sido sempre subordinado a um entendimento da humanidade como pecadora mas redimida em Cristo. Doença e sofrimento têm sido vistos não como infortúnios sem significado em si mesmos, mas como lembretes da natureza dos seres humanos como descrentes de sua primitiva bondade criada. Como observa George Khushf, estes se relacionam "à mais profunda dificuldade do pecado do mesmo modo que os sintomas se relacionam a uma doença"[2]. O sofrimento é de fato um tipo de revelação do estado dos seres humanos em geral. Da mesma forma que o pecado resultou em nossa alienação de nós mesmos, uns dos outros e de Deus, igualmente a dor pode levar a que nos dissociemos das partes de nossos corpos que estão sofrendo, voltando-nos para nós mesmos e nos isolando dos outros e de qualquer noção da presença de Deus. Às vezes um encontro com a doença pode ser uma experiência intensa e simples do mal-estar oculto da situação humana.

Mas não é apenas a queda que pode ser simbolizada em nossa experiência humana imediata. Da mesma forma a redenção pode se nos tornar manifesta. No exercício cristão da cura, trabalhos de cura são símbolos da salvação em Cristo, tanto no sentido de indicarem com o que a salvação se assemelha como pelo fato de incorporarem algo de sua realidade. É essa estreita relação entre os dois que explica por que salvação e cura são tão intimamente ligadas

1. Ver principalmente George KHUSHF, Illness, the Problem of Evil, and the Analogical Structure of Healing: On the Difference Christianity Makes in Bioethics, *Cristian Bioethics* 1, n. 1 (1995) 102-20; reimpr. em Stephen E. LAMMERS e Allen VERHEY (eds.), *On Moral Medicine:* Theological Perspectives in Medical Ethics, Grand Rapids, Mi., Eerdmans, 1998[2], 30-41.

2. Ibid., p. 31.

no Novo Testamento, de uma forma que pode parecer confusa para a mente moderna. Jesus percorre a Galiléia tanto pregando o Evangelho como curando os doentes (Mt 4,23); não é por acaso que as duas ações são encontradas juntas em muitas passagens dos evangelhos. Assim, uma das principais palavras do Novo Testamento para salvação, *soteria*, também é utilizada para significar cura, e em uma série de ocasiões — tal como a cura do paralítico (Mc 2,1-12) — o poder de Jesus de perdoar pecados é relacionado à sua proclamação de cura. Não apenas a doença, mas o mal e a morte também são resultado da queda: no ministério de Jesus são todos confrontados, por meio de milagres de cura, expulsão de demônios e volta à vida dos mortos. De fato, essas obras de Jesus são indicadores supremos da presença do Reino: "se é pelo dedo de Deus que eu expulso os demônios, então o Reinado de Deus já vos alcançou" (Lc 11,20).

As obras de cura de Jesus tornam a presença do Reino imediata à experiência humana. Elas expressam de forma tangível a nova realidade oculta que está começando a quebrar a velha ordem de pecado e morte. Mas a cura não é uma atividade isolada das outras dimensões da existência humana. No manifesto de Nazaré descrito em Lc 4,16-21, a recuperação da visão pelos cegos é uma de uma série de promessas que incluem boas novas para os pobres, libertação de cativos e liberdade para os oprimidos, todas elas sinais do ano do Jubileu da generosidade do Senhor. A cura é inseparável da restauração das relações corretas e do estabelecimento da justiça. Juntas, elas indicam e participam do *shalom*, a palavra usada para descrever a ancestral visão judaica de um tempo de retidão, plenitude, harmonia e paz. Neste tempo, no novo céu e na nova terra, morte, lamentação, choro e dor não existirão mais (Ap 21,3-4; cf. Is 65,17-25).

Previsivelmente, portanto, a prática da cura tem sido fundamental para a missão da Igreja. Após Pentecostes, uma das primeiras narrativas acerca da Igreja que nascia é a de cura em nome de Cristo (At 3,1-10). Entre os dons espirituais mencionados na Primeira Epístola aos Coríntios estão dons de cura concedidos pelo Espírito Santo (1Cor 12,9.28). Em outra passagem, os que estão doentes são impelidos a buscar os anciãos da Igreja, que irão rezar sobre eles, untando-os com óleo em nome do Senhor; tal cura está estreitamente relacionada ao perdão dos pecados (Tg 5,13-16). Ao longo de toda a história do cristianismo, a Igreja tem estado envolvida com a fundação de hospitais e asilos, como forma de amparar os que estão doentes e necessitando de cuidados. Quer pela imposição das mãos e pela unção com óleo ou mediante a assistência da moderna medicina científica ocidental, cuidar de doentes tem sido visto como uma das exigências da fidelidade cristã (cf. Mt 25,36).

Ainda assim a remoção do sofrimento nunca foi vista como o objetivo supremo em si. Exatamente por ser parte de uma narrativa mais ampla sobre a salvação do universo, os cristãos sempre acreditaram que podem haver coisas mais valiosas nesta vida transitória que uma mera ausência de dor. Aflito por um espinho não identificado posto na sua carne, o apóstolo Paulo clama por alívio, mas ouve do Senhor que sua fraqueza é uma oportunidade de conhecer o poder de Cristo que habita nele: "A minha graça te basta" (2Cor 12,7-10). No Getsêmani, Jesus ora para que a taça do sofrimento seja afastada dele, mas luta com obediência ao desejo de Deus: "Entretanto, não o que eu quero, mas o que tu queres" (Mc 14,36). Compartilhar os sofrimentos de Cristo e tornar-se como ele em sua morte é parte do "conhecer Cristo" e o poder de sua ressurreição (Fl 3,10). O sofrimento pode produzir persistência, que por sua vez produz caráter e então esperança (Rm 5,3-5). O objetivo de se aprofundar no conhecimento de Deus por meio do sofrimento significa que o sofrimento não pode ser tido como, em princípio, sem sentido, algo que poderia roubar da vida todo significado.

Naturalmente, há riscos profundos em tal visão do sofrimento: a idéia de que todas as coisas trabalham juntas para o bem daqueles que amam a Deus (Rm 8,28) pode muito facilmente degenerar numa loquaz negação do impenetrável senso de absurdo que o sofrimento pode às vezes evidenciar. Porém, permanece a circunstância de que na fé cristã é a possibilidade de significado, por mais distante que às vezes possa parecer, que determina o contexto para interpretar o sofrimento; não é a realidade do sofrimento que torna sem sentido a busca de significado.

Essa localização das questões relativas a sofrimento e cura no contexto do drama cósmico da salvação confere às visões cristãs de saúde e medicina sua dupla natureza característica, que tem gerado, de um lado, um profundo compromisso com a cura e o cuidado de pessoas necessitadas e, de outro, um desejo de aceitar o sofrimento e buscar nele o bem e sinais de significado. Juntamente com a natureza simbólica tanto da doença como da cura, que apontam para a história maior do pecado e da salvação, essa dupla abordagem distingue fortemente os pontos de vista cristãos de outros pontos de vista leigos contemporâneos. A cultura ocidental moderna tende a uma idolatria da saúde, de tal forma que doenças graves tornam-se talvez as piores coisas que podem acontecer a alguém, com exceção da morte. A saúde é tida como o estado natural de ser, e doença e deficiência como desvios anormais. Para cristãos, contudo, a doença é um lembrete da verdadeira situação dos seres humanos: ela "revela uma profunda quebra que já está lá, e que não foi trazida pela primeira vez pela doença"[3]. Por essa razão não é algo intrinsecamente sem sentido, para o qual a única resposta significativa é rejeição e fuga. Ainda que a doença nunca deva ser tida como boa — afinal de contas, indica a queda —, há coisas boas que podem emergir dela.

O papel da cura deve ser também situado em seu contexto cósmico, mais amplo. Cuidar de doentes, com base no compartilhamento compassivo da dor do sofredor e buscando meios de aliviá-la e talvez curá-la, é um testemunho da obra divina de salvação em Jesus Cristo. Contudo, qualquer forma de medicina que implicitamente negue esse contexto corre o risco de tornar-se ela própria uma forma substituta de salvação. Em tempos passados, esse papel quase salvífico foi freqüentemente assumido por certos tipos de magia. No mundo moderno tem sido adotado mais caracteristicamente pela medicina tecnológica. Ainda que a medicina assistida pelo avanço tecnológico possa ser capaz de subordinar-se a uma posição mais humilde e mais honesta, mais freqüentemente o progresso científico tem sido visto como o salvador do mundo. Em lugar algum esse papel tem sido mais forte que na medicina tecnológica moderna.

Essa perspectiva cristã de saúde e medicina define o contexto para nosso pensamento acerca dos recentes desenvolvimentos científicos e tecnológicos em genética. De um lado, requer um forte reconhecimento do papel que eles podem desenvolver no trabalho de cura. Muito freqüentemente, os críticos de aspectos de tais desenvolvimentos, ou temerosos de suas possíveis conseqüências, dão a impressão de que não há nada de valioso neles. Eu argumentarei o contrário, que eles são capazes de dar enormes contribuições à medicina, que não deveriam ser minimizadas. Embora naturalmente tais avanços tecnológicos não sejam desprovidos de risco — nem mesmo os mais ardentes defensores

3. Ibid., p. 34.

argumentariam que o são —, a promessa neles contida ao longo do tempo não deveria ser negada. Por outro lado, como veremos adiante, esses avanços na compreensão da genética humana têm também uma grande capacidade de contribuir para as idéias de que a doença é simplesmente uma aberração e o sofrimento intrinsecamente sem sentido, que a cura do corpo é completamente separável de quaisquer questões de justiça ou relacionamento correto, e que tudo quanto é necessário ao desenvolvimento humano pode ser encontrado no progresso científico.

No presente momento, contudo, é para o primeiro deles, a promessa médica dos desenvolvimentos recentes na compreensão científica, que iremos nos voltar.

O projeto Genoma Humano

O principal esforço de pesquisa em genética humana durante a última década esteve centrado no projeto Genoma Humano (HGP). Embora várias outras pesquisas sobre o genoma humano estivessem ocorrendo antes de seu lançamento, e tenham continuado a ocorrer desde então, foi esse projeto internacional e multimilionário que certamente atingiu o perfil mais elevado. Iniciado em 1990, após vários anos de discussão, o HGP foi um resultado de longo prazo da descoberta da estrutura molecular do DNA por James Watson e Francis Crick em 1953. Havia muito tempo estava claro que, para a compreensão adequada da estrutura genética dos seres humanos, com todas as implicações que isso teria para o entendimento do funcionamento do organismo humano e também para desvendar a contribuição genética para as doenças, a seqüência de DNA de todo o genoma humano teria de ser decifrada. Para tanto seria preciso seqüenciar a totalidade dos 3 bilhões de pares de bases do genoma e identificar todos os genes nele contidos, número que foi reduzido para cerca 30.000 nas estimativas mais recentes.

O projeto tem sido financiado principalmente pelo governo dos Estados Unidos e pelo serviço médico britânico, o Wellcome Trust, e as pesquisas têm ocorrido em diversos países além de na Grã-Bretanha e nos Estados Unidos. Esforços iniciais foram devotados ao estabelecimento de um mapa de marcadores genéticos, seqüências identificáveis de seis ou oito letras do código contido nos cromossomos que poderiam ser utilizadas como sinalizadores para um trabalho subseqüente, mais detalhado. Projetos simultâneos também objetivavam determinar as seqüências genéticas inteiras de organismos mais simples e mais manejáveis, tais como vermes nematóides, bactérias e moscas-das-frutas. A seguir, a atenção se voltou para o seqüenciamento do genoma humano em si. O progresso deu-se de maneira muito mais rápida e barata do que a prevista inicialmente, principalmente pelo fato de o projeto de seqüenciamento ter sido transformado em uma corrida devido ao dramático anúncio feito em 1998 pela Celera Genomics, uma companhia de biotecnologia privada, de que ela terminaria um primeiro rascunho anos antes do HGP. Em dezembro de 1999 foi anunciado o seqüenciamento do cromossomo 22, o primeiro a ser completado. Em 26 de junho de 2000 foi anunciado um primeiro "rascunho de trabalho" completo do genoma: Bill Clinton declarou em uma conferência de imprensa na Casa Branca que este era "o mais maravilhoso mapa jamais produzido pela humanidade", enquanto em um anúncio conjunto Tony Blair o descreveu como "uma quebra de barreiras, que abre o caminho para um avanço maciço no tratamento do câncer e de doenças hereditárias, e isto é apenas o início".

O trabalho de seqüenciar o genoma é certamente apenas um começo. Após o rascunho inicial vem o preenchimento dos buracos e a checagem da acurácia da seqüência. A tarefa a seguir, já bastante adiantada, é a de identificar todos os genes contidos na seqüência e determinar suas funções. Foi criado o projeto Diversidade do Genoma Humano, com o objetivo de estudar as variações no genoma entre diferentes populações, o que requer a coleta de amostras de DNA ao redor do mundo. Há também um recém-criado projeto Proteoma Humano, que está investigando as possibilidades de mapear todas as proteínas do corpo (coletivamente conhecidas como proteoma humano) e suas interações. A "revolução biológica" tem ainda um longo caminho a percorrer.

Quais são os potenciais benefícios médicos do projeto Genoma Humano e de outros avanços correlatos na tecnologia genética? Claramente, a descoberta de genes associados a doenças genéticas será um avanço significativo. Mapas genéticos mais detalhados já ajudaram na descoberta de genes associados a várias moléstias — distrofia miotônica, síndrome de X-frágil, neurofibromatose, câncer de cólon hereditário, mal de Alzheimer e câncer de mama familial, entre muitos outros. Doenças causadas por uma única mudança em um único par de bases (conhecidas como polimorfismos de um único nucleotídeo, SNPs) serão mais facilmente localizadas com o decorrer do tempo. Testes diagnósticos se tornarão mais acurados, possibilitando tornar mais precoces e mais efetivos os tratamentos das doenças. Predições sobre o curso futuro de uma doença serão mais precisas, permitindo aos médicos dizer, por exemplo, quão agressivo um determinado câncer irá se tornar. Além disso, há em geral a promessa de uma profunda mudança na natureza da medicina, que se preocuparia menos com o tratamento dos sintomas e mais com as causas fundamentais da doença.

Entre os primeiros benefícios médicos que atingirão o público, provavelmente estará a medicina personalizada. A farmacogenômica (ou farmacogenética, como também é conhecida) envolve o uso do conhecimento genético para o desenvolvimento de drogas para pacientes individuais. Muitas drogas têm baixas taxas de resposta, isto é, embora possam ser efetivas para um grande número de pacientes, podem ser também ineficazes ou mesmo perigosas para outros. Interferons, por exemplo, utilizados em tratamentos antivirais e anticâncer, são ineficazes para cerca de 25% dos pacientes (ou mesmo para aproximadamente 70%, de acordo com alguns estudos). A razão para baixas taxas de resposta não é clara. Enquanto a saúde em geral, idade, meio ambiente, dieta, outros medicamentos, e assim por diante, sem dúvida têm o seu papel, muitos pesquisadores acreditam que a única razão mais importante é a genética. Se ligações gênicas para diferentes respostas puderem ser identificadas, isso permitirá que as drogas sejam direcionadas de maneira mais precisa, e não de forma generalizada como ocorre com as drogas atuais. Estas seriam feitas sob medida, de modo a aumentar as taxas de respostas para diferentes tipos genéticos. Isto também asseguraria que efeitos colaterais que colocassem a vida em risco fossem evitados. Atualmente até um terço das drogas falha em passar da fase 3 dos testes, que inclui o teste para graves efeitos colaterais; se 3 pacientes em 1.000 morrem de reações adversas, a droga sob teste não será comercializada, em prejuízo da vasta maioria que poderia ter sido beneficiada. Mas se pudesse ser estabelecida uma causa genética para o efeito colateral, isso permitiria que a droga não fosse prescrita para aqueles afetados. Por sua vez, isso reduziria o número das dispendiosas falhas na fase 3 dos testes, tornando as drogas mais baratas de desenvolver e mais rápidas de serem aprovadas, com conseqüentes ganhos para a saúde e para os orçamentos dos serviços de saúde. Os avanços na farmacogenômica deverão também reduzir o número de drogas que os pacientes têm de testar até encontrar uma terapia efetiva e o tempo gasto com determinadas medicações, bem como aumentar a gama de possíveis alvos das drogas e a acurácia de suas dosagens. De fato, na medida em que muitas drogas venham a ser comercializadas juntamente com *chips* de DNA que rapidamente checarão milhares de lócus gênicos para prováveis respostas, isso poderá até mesmo implicar que algumas drogas antes banidas devido às severas reações adversas em uma pequena porcentagem dos casos tornar-se-ão novamente disponíveis.

A mais discutida área do conhecimento, que provavelmente não frutificará tão cedo, é a da terapia gênica. A clássica terapia gênica lembra uma idéia conceitualmente fácil de abraçar: a de que um gene relacionado a um distúrbio seja removido e substituído por uma versão que não seja "defeituosa". Como conseqüência, o gene começaria a expressar proteínas que não originam o distúrbio, e a cura teria sido efetivada no nível da causa genética subjacente, não apenas no dos sintomas. Em princípio, a terapia gênica poderia ser direcionada para dois tipos diferentes de célula: tecidos corpóreos ou órgãos como pulmões, fígado ou pele (conhecida como terapia gênica de células somáticas); ou óvulos, espermatozóides ou embriões em um estágio muito inicial de desenvolvimento (conhecida como terapia de células germinativas). A última poderia afetar não apenas cada célula do portador, mas poderia passar adiante as mudanças também para as gerações futuras. A primeira, contudo, poderia alterar o genoma somente do portador, e seria provavelmente limitada a partes específicas do corpo (embora haja alguma possibilidade de que formas de terapia gênica de células somáticas possam dar origem a mudanças que seriam passadas adiante também para a linhagem germinativa, pelo fato de afetarem acidentalmente células nos ovários ou testículos).

Na prática, contudo, a terapia gênica encontra-se seguramente em seu início. Nenhuma terapia de células germinativas foi ainda tentada em humanos. A terapia de células somáticas é ainda primitivamente experimental: ainda que o primeiro procedimento aprovado oficialmente tenha sido desenvolvido em 1990, em uma garota de 4 anos com uma severa imunodeficiência combinada (SCID), os testes clínicos em seres humanos permanecem nos estágios de pesquisa. A prática da *cirurgia gênica* ou substituição gênica, que é o processo descrito acima, requer a superação de uma série de barreiras tecnológicas ainda por ocorrer. Até o momento, a terapia gênica tem se baseado em técnicas de adição gênica. A forma mais comum disso tem tirado vantagem das habilidades de certos tipos de vírus, conhecidos como retrovírus, em penetrar nas células e inserir seu próprio DNA no DNA dentro do núcleo celular. Os cientistas substituem uma porção do DNA viral por uma fita do DNA que eles desejam inserir na célula hospedeira, e utilizam o vírus como um veículo (conhecido como vetor) para entregar o novo material genético às células-alvo. Mas isso tem enfrentado um sério problema. Genes terapêuticos suficientes têm de ser introduzidos no tecido hospedeiro para que haja algum resultado. O corpo deve ser persuadido a adotar os genes sem desenvolver uma resposta imune (em 1999, Jesse Gelsinger, um voluntário em um experimento de terapia gênica na Universidade da Pensilvânia, morreu como resultado desses efeitos colaterais). Os genes também precisam ser inseridos em um local que não seja inteiramente ao acaso e não interrompa seqüências funcionais importantes. Como resultado, apesar desse e de outros problemas estarem sendo enfocados, a perspectiva de uma terapia gênica segura e efetiva ainda é distante.

Outras aplicações e potenciais benefícios do novo conhecimento genético são anunciados quase diariamente. Uma combinação de quimioterapia e vírus geneticamente modificado tem mostrado resultados promissores na redução de cânceres de cabeça e pescoço. Foram produzidas drogas para impedir que RNA gere proteínas prejudiciais, e alguns o fizeram comercialmente para combater o câncer de mama, por exemplo. Genes humanos vêm sendo unidos a células bacterianas, reproduzidas então em meios de cultura e utilizadas na manufatura de proteínas terapêuticas, que podem ser injetadas no corpo como drogas convencionais. E assim por diante.

Algumas considerações morais

Esses avanços são verdadeiramente excitantes. Eles exploram a possibilidade de tratamentos e até mesmo curas que, pelos padrões atuais, são corretamente considerados extraordinariamente poderosos. Os primeiros sinais das principais novas ferramentas terapêuticas são evidentes em campos que têm experimentado relativamente poucos grandes avanços nos últimos tempos — o tratamento do câncer, por exemplo, que durante muito tempo esteve enormemente estagnado em torno de três abordagens: cirurgia, radioterapia e quimioterapia. Por certo, a promessa da nova genética, e a velocidade com a qual será capaz de fornecer resultados clínicos seguros e efetivos, tem sido freqüentemente exagerada, sobretudo por cientistas em busca de fundos para pesquisa. Entretanto, mesmo descontando-se o exagero o potencial permanece impressionante.

Mas como deveríamos avaliar moralmente tais avanços? Inevitavelmente, novos poderes sempre trazem novos riscos, e é sempre possível que surjam novos tipos de problemas morais, que não estavam evidentes quando os projetos foram iniciados. Todavia, em meu ponto de vista a maioria dessas terapias não suscita mais — nem menos — questões morais do que as que já haviam surgido por ocasião de outros tratamentos cujos usos encontram-se razoavelmente aceitos. Com exceção da terapia gênica de células germinativas, que mencionarei posteriormente, as questões motivadas por esses desenvolvimentos são similares às enfrentadas por todos os demais procedimentos propostos.

Tais questões incluiriam, primeiro, a segurança do procedimento proposto. Todos os novos tratamentos e as novas drogas devem ser submetidos apropriadamente a testes rigorosos de toxicidade potencial e reações adversas, nos quais os efeitos colaterais são ajustados aos benefícios esperados. Segundo, não devem ser testados em ninguém por experimentação ou propósitos de pesquisa ou utilizados em pessoas com propósitos terapêuticos sem o consentimento informado delas. Terceiro, espera-se que procedimentos que estejam comprometidos com propósitos de pesquisa contribuam razoavelmente com o conhecimento, enquanto terapias que são rotineiramente utilizadas pelo público devem ter seu valor demonstrado. Esses tipos de requerimentos, estejam ou não expressos exatamente nesses termos, são pelo menos amplamente reconhecidos, mesmo que — de modo alarmante — nem sempre sejam apoiados. Não falarei mais sobre eles aqui.

Mas existe uma gama adicional de questões que merecem tanta atenção quanto estas, e que também deveriam ser abordadas em relação a novos desenvolvimentos, relacionados ou não à genética. Por exemplo, como eles afetariam o balanço de poder entre países ricos e pobres? O dinheiro está sendo gasto em doenças dos ricos em vez de naquelas que atingem os pobres do mundo? O dinheiro deveria ser gasto em curas de alta tecnologia em vez de em medicina preventiva mais barata? E em relação à experimentação animal? Até que ponto é correto que drogas sejam testadas em animais antes de serem transferidas a seres humanos? Algumas dessas questões serão enfocadas aqui em capítulos subseqüentes.

Devido a tais incertezas, nunca poderia haver uma aprovação irrestrita de avanços como os descritos acima. Além disso, pode haver questões morais que se apliquem a alguns deles e não a outros: seria justo, por exemplo, se a alguém aparentemente inadequado geneticamente em se beneficiar de um produto farmacogenético fosse recusada sequer a possibilidade de testá-lo? Apesar de todos esses problemas potenciais, entretanto, existe, pelo menos à primeira vista, forte razão para pensar que em relação a tais terapias geneticamente baseadas não deveria haver mais escrúpulos morais além daqueles já presentes no caso de outros tratamentos. Nesses termos gerais, portanto, pode ser possível para cristãos fazer uso de tais avanços como parte de um tratamento médico que testemunha o Reino de Cristo.

Isso não se aplica a todos os desenvolvimentos no campo da genética humana, contudo, e agora quero me voltar para alguns consideravelmente menos honestos. Há três que irei considerar com algum detalhe — diagnóstico genético pré-implantação, clonagem para a obtenção de filhos e pesquisas com células-tronco —, apesar de que o que eu tenha para falar se aplique igualmente à terapia gênica de células germinativas. Todos eles, particularmente os dois relacionados a técnicas de clonagem, suscitaram um debate público considerável, se não mesmo alarme, e as controvérsias que os cercam ainda não mostraram, até o momento, sinais de estabilização. Enfocarei em seqüência as questões por eles suscitadas, embora vá deixar para o final uma questão central despertada por todos: o *status* do embrião.

Diagnóstico genético pré-implantação

Diagnóstico genético pré-implantação (PGD) é uma técnica que representa um auge de desenvolvimentos nas tecnologias reprodutiva e genética. É um procedimento por meio do qual embriões criados fora do corpo podem passar por uma triagem para determinados defeitos genéticos antes de serem implantados no útero. Sua principal utilização até o momento tem sido auxiliar os que desejam evitar transmitir um gene deletério a seus filhos, quer pelo teste direto para uma doença genética em particular, quer pela determinação do sexo de um embrião (nos casos em que a doença é ligada ao sexo). O processo requer a criação de um embrião fora do corpo pela técnica da fertilização *in vitro*. Cerca de dois a três dias após a fertilização, quando o embrião consiste de cerca de seis a dez células, uma ou duas células são removidas do embrião, processo que parece ser compatível com a continuidade do desenvolvimento embrionário. O material genético dessas células é então examinado: em nível cromossômico, se a questão é estabelecer o sexo para doenças ligadas ao X ou identificar anormalidades cromossômicas; ou em nível da seqüência do DNA se for, por exemplo, um defeito monogênico.

Os usos mais amplamente difundidos da PGD são a sexagem de embriões para evitar doenças ligadas ao X e o teste para números cromossômicos anormais (como o encontrado, por exemplo, na síndrome de Down, causada pela presença de três cromossomos 21). Entre os defeitos monogênicos, a fibrose cística é a doença mais comumente testada, apesar de um número crescente de outras doenças que também estão sendo incluídas, à medida que testes confiáveis se tornam disponíveis: doença de Tay-Sachs, distrofia muscular de Duchenne, síndrome de Lesch Nyhan e síndrome de Marfan, entre outras.

A técnica PGD não é amplamente utilizada, pelo menos atualmente. Foi primeiramente implantada com sucesso em 1990, mas mesmo por volta de 2000 havia apenas cerca de trinta processos sendo desenvolvidos por ano no Reino Unido (comparados com cerca de 30.000 processos de IVF e diversas centenas de milhares de testes de amniocentese). Em grande parte isso se deve ao fato de as taxas de sucesso das tecnologias atuais simplesmente não serem altas o suficiente: as taxas de sucesso de IVF no Reino Unido (isto é, tratamentos IVF levando a nascimentos vivos) atualmente atingem uma média de 17% por processo, e as taxas para PGD são provavelmente mais baixas que aquelas para IVF como um todo. A PGD envolve todo o desconforto físico da IVF, que em grande parte resulta das poderosas drogas hormonais necessárias para estimular a hiperovulação, bem como sua dúvida emocional. Além disso é muito mais cara, com quase todas as despesas tipicamente tendo que ser pagas pelos próprios pacientes.

Isso não implica que a PGD não possa crescer consideravelmente. Uma de suas principais atrações, para muitos, é que evita o estresse físico e emocional associado a testes pré-natais e abortos. Pacientes que a usam sabem que não terão que pensar sobre ter um aborto, pelo menos devido às doenças para as quais o feto foi testado. Porém, se o diagnóstico genético pré-implantação pudesse ser feito com uma fonte mais fácil e menos problemática de óvulos, muito do trauma associado a ele poderia desaparecer. Essa possibilidade é aventada pelo trabalho corrente de maturação *in vitro* de óvulos; apesar de ainda muito distante da aplicação clínica, ele permitirá que uma mulher no final de sua adolescência tenha uma pequena parte de um de seus ovários removida e congelada, para que os óvulos ali contidos sejam maturados artificialmente quando ela estiver pronta para ter filhos[4]. Embora a PGD tenha pouca importância atualmente, em algumas décadas pode tornar-se um fenômeno significativamente mais importante.

Há uma série de outras razões que levam as pessoas a serem atraídas pelo diagnóstico genético pré-implantação. O procedimento não apenas remove o elemento de risco quando ambos do casal se sabem portadores do mesmo gene deletério recessivo, ou que um apresenta um distúrbio genético autossômico dominante, de tal forma que a gravidez pode continuar sem a desgastante ansiedade de que a criança venha a ser afetada. Isso também pode ser estendido para a não-implantação de embriões portadores; mesmo se a criança tivesse apenas *status* de portador e não desenvolvesse uma determinada doença recessiva, ela nunca precisaria enfrentar a mesma decisão potencialmente angustiante que os pais tiveram de tomar. Nos casos de casais em que a mulher tivesse sofrido repetidos abortos, o PGD poderia também permitir a nova chance de ter uma criança, que não poderia ser gerada de outra forma: enquanto a IVF pode selecionar embriões que tenham a máxima chance de implantação e desenvolvimento a termo, o PGD poderia também identificar com precisão possíveis ligações gênicas. E para os que acham o aborto moralmente questionável com base no fato de que viola a individualidade do feto, mas não consideram o embrião pré-implantação uma pessoa, a seleção de embriões em um estágio pré-implantação pode demonstrar-se uma alternativa mais aceitável.

Por outro lado, há também aspectos moralmente problemáticos em relação ao diagnóstico pré-implantação. Em termos de segurança, ainda não estamos completamente certos dos efeitos de longo prazo dos procedimentos sobre crianças nascidas por meio desse procedimento. Certamente não há sinais aparentes de problemas, e a IVF já vem sendo realizada há mais de duas

4. Ver David S. KING, Preimplantation Genetic Diagnosis and the "New" Eugenics, *Journal of Medical Ethics* 25 (1999) 176-182.

décadas sem quaisquer efeitos colaterais de longo prazo; por outro lado, ainda não se sabe se a remoção de uma célula ou duas de um embrião em estágio inicial é um fator de risco adicional.

Mais importante é uma questão geral sobre nossas percepções de deficiência. Não há nada de errado em realizar todo e qualquer esforço para garantir que uma criança saudável nasça, desde que isso não envolva meios imorais; e nenhum bem jamais decorrerá de acumular culpa em ansiosos "ex-futuros" pais cujas vidas tenham sido abaladas pela descoberta de seu *status* genético. Mas isso não deveria impedir-nos de também perguntar se, enquanto sociedade, estamos presos a um padrão cultural de rejeição. O diagnóstico genético pré-implantação é muito facilmente envolvido em uma mentalidade que evita as questões de como nós, enquanto sociedade ou como indivíduos, lidamos com a deficiência e o estigma associado a pessoas dela portadoras. Na medida em que o PGD se tornar mais prontamente disponível e clinicamente menos problemático, não é improvável que surja uma súbita pressão para que pessoas com certas doenças venham a utilizá-lo. Tal pressão tanto poderia ser gerada internamente como assumir caráter social, médico ou econômico. De fato, pode tornar-se cada vez mais inaceitável decidir gerar uma criança que reconhecidamente terá uma determinada doença; esse processo pode ser acelerado pela disponibilidade do PGD, uma vez que atualmente ainda existe bastante compreensão e simpatia pelas mulheres que não são capazes de decidir abortar uma criança afetada. Em outras palavras, o diagnóstico genético pré-implantação corre o risco de prestar-se a um preconceito velado e sistemático contra o nascimento de crianças portadoras de deficiências.

Há claras conexões entre isso e a mentalidade dominante do consumismo. Uma cultura de consumo não é meramente aquela que é saudável e capaz de devotar muito de seus recursos para a compra de bens de consumo. É também uma cultura que transforma o mundo em bens a serem consumidos, isto é, transforma coisas previamente respeitadas como além do alcance do dinheiro em coisas que podem ser compradas e vendidas. Procedendo dessa forma, ela as "coisifica", transformando-as em propriedades e sujeitando-as a critérios de seleção e controle de qualidade. Além disso, segundo uma correlação direta, ela também transforma pessoas em consumidores, isto é, aqueles que se relacionam com o mundo como sujeitos possuidores *versus* objetos possuídos, que atingem realização cada vez mais na propriedade e no domínio sobre o mundo, e cada vez menos no compromisso com certos tipos de relacionamento e no desenvolvimento de certos tipos de virtude.

Esse tipo de mentalidade é bastante ruim em muitas outras áreas da vida, mas desastroso quando começa a ir além dos limites em nossas atitudes em relação às crianças. Em vez de serem aceitas com um amor incondicional pronto a acolhê-las, quaisquer que sejam suas capacidades, há o risco real de que o amor se torne condicional ao atendimento de certos padrões de performance. Naturalmente, os pais sempre correm o risco de tornar sua afeição condicional por terem expectativas irreais ou exageradamente exigentes de seus filhos, e sem dúvida ao longo da história a necessidade prática tem freqüentemente conduzido a um certo nível de auto-estima ao ter filhos. Mas o problema adicional é que a cultura como um todo combine tais atitudes com um propósito de mercantilismo. É essa preocupação com a tendência implícita rumo a tratar crianças como objetos, capazes de serem manufaturadas (de maneira extremamente grosseira no início, sem dúvida, mas com uma sofisticação crescente ao longo do tempo), que tem sempre estado por trás da maior parte da desconfiança da Igreja acerca das tecnologias reprodutivas artificiais. Como observou um escritor, "se o bebê nasce e vem a falhar no atendimento das expectativas, será ele enviado novamente para a fábrica? Os pais irão pedir reembolso? Um desconto?"[5]. Naturalmente, o PGD não é o único responsável pela mentalidade mercantilista em relação às crianças: ela faz parte de uma tendência cultural muito mais ampla. Mas quando clínicos enfrentarem a possibilidade de ser processados se acontecer de cometerem um engano em seus diagnósticos, como sem dúvida acontecerá mais cedo ou mais tarde, as analogias tornar-se-ão inquietantemente próximas.

Nenhum desses pontos deve ser considerado para concluir que aqueles que tenham sido avaliados por PGD e outras técnicas semelhantes que evitem o nascimento de uma criança afetada sejam individualmente preconceituosos contra pessoas portadoras de deficiência. Considerações gerais como essa são de longe muito amplas para lidar com a complexidade de circunstâncias pessoais em que pessoas individuais enfrentam tais questões. Mas também será irresponsável não levar essas coisas em consideração, se quisermos examinar

5. Ted PETERS, Cloning Shock: A Theological Reaction, em Ronald COLE-TURNER, *Human Cloning:* Religious Responses, Louisville, Ky., Westminster John Knox Press, 1997, 23.

de maneira séria as implicações de longo prazo desses desenvolvimentos. Terei muito mais a dizer sobre essas amplas mudanças culturais no próximo capítulo, quando discutir a "nova eugenia" após termos considerado as tecnologias genéticas relacionadas à clonagem.

Clonagem humana

Todos os angustiantes debates sobre a clonagem humana ocorridos nos últimos anos em todo o mundo foram iniciados por um único evento: o anúncio em 24 de fevereiro de 1997 de que cientistas no Instituto Roslin em Edimburgo haviam clonado com sucesso uma ovelha Finn Dorset adulta. Ainda que anteriormente se tivesse dedicado à clonagem humana alguma discussão moral, particularmente durante o final da década de 1960, o estado da ciência sempre fez com que isso fosse tratado como uma extrapolação hipotética de tendências tecnológicas e não como uma realidade científica imediata. Como primeira tentativa de sucesso na criação um clone adulto de um mamífero adulto, contudo, Dolly trouxe para muito mais perto a perspectiva da clonagem humana. A idéia da clonagem é sem dúvida carregada de profundas ressonâncias culturais, evocando imagens futuristas de um Admirável Mundo Novo de individualidade oprimida, de Hitlers clonados e uma multidão de fileiras de autômatos sem raciocínio. Tais medos são especialmente potentes em uma sociedade que se orgulha de si mesma por seu individualismo. Conseqüentemente, não surpreendeu que dias após o anúncio da clonagem o presidente Clinton tenha ordenado que a Comissão Consultiva Nacional de Bioética (National Bioethics Advisory Commission) produzisse um relatório sobre a ética da clonagem humana no prazo de 90 dias. Talvez nem seja surpreendente que os jornais tenham continuado a mencionar alguns poucos cientistas que pretendem oferecer um serviço de clonagem a qualquer um que deseje pagar.

A realidade da ciência é muito mais prosaica, desnecessário dizer. Há dois métodos que têm sido usados para criar animais geneticamente idênticos. A bipartição de embriões (*embryo splitting*) envolve a divisão de embriões em um estágio inicial, de tal forma que dois embriões geneticamente idênticos são formados; esta é uma execução artificial do processo natural que dá origem a gêmeos idênticos. A clonagem em si, contudo, é mais complexa. Às vezes conhecida como transferência nuclear de célula somática (*Somatic Cell Nu-*

clear Transfer — SCNT) ou substituição do núcleo da célula (*Cell Nucleus Replacement* — CNR), ela requer alguma versão do seguinte processo: retirar o material genético de uma célula de um indivíduo já existente, inserindo-o em um óvulo não fertilizado cujo núcleo tenha sido removido, e então ativar o recém-fertilizado óvulo de tal forma que ele comece a se dividir. A técnica havia frustrado biólogos por décadas, e Ian Wilmut obteve sucesso onde muitos haviam desistido de tentar. Mesmo ele não obteve um sucesso imediato: o processo de produção de Dolly requereu a clonagem de 277 óvulos de ovelha, a fim de viabilizar um nascimento vivo.

Passado o furor inicial sobre a clonagem, veio à tona que dois diferentes usos poderiam ser feitos da clonagem, descritos(pelo menos inicialmente) pela Comissão Consultiva de Genética Humana do Reino Unido (UK Human Genetics Advisory Comission) como "clonagem reprodutiva" e "clonagem terapêutica"[6]. A primeira referia-se ao uso de técnicas de clonagem para criação de novos seres humanos. A segunda, a usos que não requeriam implantação de embriões clonados no útero; a mais proeminente dessas técnicas estava relacionada à pesquisa com células-tronco. Embora ambas envolvam técnicas de clonagem, as duas suscitam conjuntos de questões quase que inteiramente diferentes, e por essa razão tratarei delas separadamente.

Clonagem reprodutiva

Das duas, a clonagem reprodutiva é mais próxima daquilo em que naturalmente pensamos quando ouvimos a expressão "clonagem humana". Contudo, as situações para as quais ela foi proposta de forma realista, por mais questionáveis que possam ser, estão ainda distantes do alarmismo febril da ficção científica. Ao contrário, são parte do mundo real das tecnologias reprodutivas contemporâneas. E entre suas aplicações, por exemplo, estaria prover

6. HUMAN GENETICS ADVISORY COMMISSION e HUMAN FERTILIZATION AND EMBRYOLOGY AUTHORITY, *Cloning Issues in Reproduction, Science and Medicine* (Jan. 1998), s. 3. O termo "clonagem terapêutica" obteve sucesso em despertar igualmente a antipatia de defensores e críticos, os primeiros, alarmados que um procedimento tão evidentemente benéfico pudesse ser obstruído com as infelizes implicações da clonagem, os últimos, rejeitando a idéia de que um processo que destruísse embriões pudesse ser descrito em algum sentido como terapêutico. No relatório seguinte o termo foi trocado para o bem menos ágil "uso terapêutico de substituição do núcleo celular".

uma última chance de filhos a casais para os quais nenhuma outra forma de tratamento de fertilidade tenha funcionado. Uma célula seria retirada de qualquer um dos membros do casal, e seu DNA inserido em um óvulo da mulher (ou de outra mulher), e o óvulo, uma vez ativado, transferido para seu útero (ou o de outra mulher). Outra possibilidade é que a clonagem poderia prover uma chance a casais homossexuais masculinos ou (mais obviamente) femininos de terem filhos geneticamente aparentados a pelo menos um deles, opção inicialmente recebida com entusiasmo por alguns grupos de *gays* e lésbicas ("Meu gêmeo tem o direito de nascer", como pronunciou-se um ativista)[7]. A clonagem poderia também proporcionar um meio para que mulheres solteiras tivessem filhos, se não estivessem em um relacionamento com alguém que desejassem como pai de seus filhos e quisessem correr o risco genético de utilizar esperma de um doador desconhecido. Outros viram a clonagem como solução em casos em que é necessário um doador de órgão compatível: por exemplo, se um transplante de medula óssea fosse necessário para uma criança sofrendo de leucemia e ninguém mais pudesse fornecer tecido compatível, um irmão ou uma irmã clonados poderiam salvar sua vida. Outros ainda podem olhar para a clonagem como um meio de substituir um irmão ou irmã que tenha morrido em um acidente.

Muitos, talvez todos, desses casos podem ser justificados apelando-se para a linguagem do "direito à liberdade reprodutiva". Em sua forma mais abrangente, esse suposto direito é reivindicado para significar que indivíduos têm o direito de ter filhos da forma que desejarem, em conjunção com quem quer que escolham, usando quaisquer tecnologias reprodutivas artificiais disponíveis. Os limites principais de tal liberdade são segurança — ninguém deve ser prejudicado — e consentimento — ninguém deve ser coagido. No caso da clonagem, o direito parental de ter filhos de qualquer forma tecnologicamente acessível poderia criar um forte pressuposto em favor dessa abordagem para a reprodução. A refutação de tal direito dependeria em grande parte do tipo de danos que uma criança clonada poderia experimentar, e da possibilidade de uma criança ser tida como um parceiro consentido nesses procedimentos.

---

7. Citado literalmente em Timothy F. MURPHY, Our Children, Our Selves: The Meaning of Cloning for Gay People, em Gregory E. PENCE (ed.), *Flesh of My Flesh:* The Ethics of Cloning Humans: A Reader, Latham, Md., Rowman & Litterfield, 1998, 142.

Há, naturalmente, sérios malefícios que podem advir para uma criança em decorrência de ela ser clonada. Em termos de segurança, por exemplo, a taxa de falhas experimentada pela equipe do Roslin seria inteiramente inaceitável em quaisquer esforços para clonar seres humanos. Mesmo se as técnicas fossem melhoradas, como vem ocorrendo atualmente na clonagem de animais, ainda haveria a horrível questão de como se lidaria com os "enganos".

Psicologicamente, também haveria potencialmente sérias dificuldades para a criança, entre elas a "confusão genealógica" de relações genéticas anômalas com seus pais (um muito proximamente aparentado, o outro totalmente não aparentado?), avós (ou se deveria dizer pais?) e irmãos (ou sobrinhos e sobrinhas?). Naturalmente, em um mundo no qual as relações familiares são cada vez mais fluidas, as pessoas encontram-se tendo que negociar circunstâncias domésticas repletas de complicações emocionais e genealógicas, e muitos o fazem com suficiente sucesso. Mas uma coisa é obter o melhor de uma situação aquém da ideal, e outra é deliberadamente criar uma.

Mais importante, haveria o problema de viver à sombra do ancestral clonado de alguém. Não apenas seria provável que os descendentes clones soubessem bastante precisamente como se pareceriam ao longo do tempo; eles constantemente teriam também de conduzir suas identidades em relação às de seus gêmeos idênticos mais velhos. De fato, tornou-se amplamente aceito que, ainda que um clone fosse geneticamente um gêmeo idêntico, ele teria experimentado um ambiente diferente de seu ancestral clonado, desde o ventre materno até influências familiares e mais amplas. Como resultado, seria esperado que diferissem de forma substancial de seus ancestrais clonados. Ademais, crescer é em grande parte negociar uma identidade individual e aprender a ser independente dos pais. Isso é sempre algo complicado, mas o seria imensamente mais se também requeresse superar a dificuldade adicional de expectativas de conformidade a certos ideais incorporados em um gêmeo mais velho. Seria bastante ruim se esse gêmeo fosse um irmão falecido, e um filho tivesse sido criado exatamente a fim de duplicá-lo. Seria ainda pior se o ancestral clonado fosse também o ancestral social, com todo o poder emocional adicional que essa posição confere.

Todos esses pontos são os que devem pesar fortemente contra a idéia da clonagem para a obtenção de filhos. Da mesma forma o são as questões sobre o mercantilismo de filhos, discutidas anteriormente em relação ao PGD; são elas pelo menos igualmente relevantes, e provavelmente mais, em relação à clonagem reprodutiva. Porém, à parte problemas mais amplos acerca do direito generalizado à liberdade reprodutiva, que não podem ser aqui discutidos[8], há também outros problemas em relação à clonagem que preocupam os que vêem a procriação segundo uma perspectiva cristã. Por exemplo, a tradição cristã tem sempre ratificado uma conexão entre ter filhos e o relacionamento comprometido e fidedigno entre pessoas exemplificado pelo casamento. Os filhos são a incorporação carnal do relacionamento em que dois tornam-se uma só carne (Gn 2,24). A separação do benefício "procriador" do casamento de seu benefício "unificador" tem sempre sido considerada questionável. Para algumas tradições (notadamente os ensinamentos oficiais da Igreja católica romana), isso demanda que "cada *ato* marital deva ser aberto à nova vida", com uma correspondente rejeição da contracepção; para outras (incluindo muitas Igrejas protestantes), isso tem implicado apenas que as *alçadas* do sexo e da procriação não devam ser separadas. Mas qualquer que seja o ponto de vista adotado nessa questão, tem gerado uma distinção entre o uso da tecnologia para *auxiliar* o papel do sexo na procriação, o que normalmente tem sido considerado aceitável, e o uso da tecnologia para *substituir* o papel do sexo na procriação, o que tem normalmente sido tratado com desconfiança. Naturalmente, nem sempre fica claro se uma tecnologia reprodutiva em particular está auxiliando ou substituindo o sexo — há todo um espectro de possibilidades entre os dois. Mas não há dúvida acerca de onde a clonagem se insere nesse espectro: afinal, nenhum novo ato sexual de qualquer tipo jamais ocorre. De fato é difícil imaginar, mesmo em princípio, um tipo de técnica reprodutiva que tivesse menos a ver com sexo do que a clonagem. As origens relacionais e incorporadas de gerar filhos, expressas na relação sexual, são quase inteiramente abandonadas na clonagem[9].

---

8. Para estas e outras questões sobre tecnologias reprodutivas discutidas nesta seção, ver outro volume dessa série de autoria de Brent WATERS, *Reproductive Technologie:* Towards a Theology of Procreative Stewardship, Londres, Darton, Longman and Todd, 2001.

9. Em relação à clonagem como um meio de produzir descendentes para homossexuais, não está claro se grupos de homossexuais masculinos e femininos teriam sido tão entusiásticos acerca da clonagem se pudessem se beneficiar de outros meios mais tradicionais de gerar filhos; como Timothy Murphy argumentou, o entusiasmo inicial pela clonagem é melhor visto como um deslocamento moral, uma forma de chamar atenção para os preconceitos que atualmente existem contra homossexuais adotarem, sustentarem e terem direitos legais de manter

Os cristãos têm razões adicionais, portanto, para serem gratos às legislações ao redor do mundo por terem começado a se mover rumo à criminalização da clonagem para obtenção de filhos. Mesmo que os cenários alarmistas permaneçam firmemente no reino da ficção científica, uma firme compreensão das realidades da clonagem humana prontamente tornou clara sua inaceitabilidade moral.

Pesquisas com células-tronco

O mesmo não foi verdade, contudo, no caso da clonagem "terapêutica" e das pesquisas com células-tronco. Em 2001 o Reino Unido tornou-se o primeiro país do mundo a explicitamente permitir pesquisas com células-tronco embriônicas humanas. A Lei de Fertilização Humana e Embriologia (*The Human Fertilization and Embriology Act*) de 1990 autorizou o licenciamento de pesquisas em embriões humanos com até 14 dias de desenvolvimento, mas não permitiu que a Autoridade em Fertilização Humana e Embriologia (Human Fertilization and Embriology Authority — HFEA), que foi a agência reguladora criada pela lei, licenciasse pesquisas com embriões para manejar tecidos ou órgãos doentes ou danificados. Agindo segundo as recomendações do Comitê Donaldson, o comitê oficial implantado para considerar o assunto, e incitadas por uma ampla gama de grupos de apoio a pacientes e associações médicas e científicas, tais como a Associação Médica Britânica (British Medical Association) e a Sociedade Real (Royal Society), ambas as casas do Parlamento finalmente votaram a favor das pesquisas com células-tronco.

Células-tronco são aquelas das quais se originam todos os tipos diferentes de tecidos corpóreos. O isolamento e o cultivo dessas células é, portanto, um modo potencialmente importante de desenvolver substitutos para tecidos doentes ou órgãos: ao se introduzir células substitutas saudáveis no músculo do coração, por exemplo, o dano causado por um ataque cardíaco poderia ser reparado. Células-tronco embriônicas são semelhantes a células-tronco comuns de tecidos, exceto pelo fato de serem produzidas em um estágio inicial do desenvolvimento e ainda não terem se especializado em um tipo particular de célula. O objetivo da pesquisa é extraí-las do embrião com vistas a colocá-las sob cultura e expô-las a um ativador molecular que possa diferenciá-las no tipo

seus próprios filhos (Our Children, Our Selves, op. cit.). Ver também Karen LEBACQZ, Genes, Justice and Clones, em Ronald COLE-TURNER (ed.), op. cit., 49-57.

celular requerido. A clonagem é essencial para o processo, pois permite que o receptor desses tecidos cultivados também tenha sido o doador, garantindo assim uma compatibilidade genética sem qualquer risco de rejeição dos tecidos ou a necessidade de drogas imunossupressoras potencialmente nocivas. A longo prazo, a esperança é que se aprenda o suficiente sobre a reprogramação de células, de tal forma que células adultas possam ser usadas sem recorrer-se a células-tronco embriônicas.

Os proclamados benefícios da ciência são certamente significativos. Além da substituição do músculo cardíaco, poderá ser viável a produção de camadas de pele para vítimas de queimaduras ou neurônios para os portadores dos males de Parkinson ou Alzheimer. A técnica poderá ajudar o pâncreas de pacientes a produzir insulina, atacando o diabetes em sua raiz. A produção de órgãos "de reposição" (em um prazo mais longo) poderá reduzir os problemas causados pela falta de doadores de órgãos. Doenças mitocondriais, freqüentemente condições debilitantes transmitidas através de pequenos segmentos de DNA presentes no óvulo materno fora do núcleo celular, poderiam ser evitadas[10]. Além disso, poderá ajudar nas pesquisas sobre a origem do câncer, bem como potencialmente contribuir para o contínuo rejuvenescimento de órgãos — e assim para a prorrogação indefinida de vidas humanas.

Em resposta a esses desenvolvimentos, a primeira questão a ser formulada é a respeito de sua necessidade. Há evidências de que células-tronco podem ser obtidas de uma variedade de fontes além de embriões (ou de fetos abortados, que têm sido a outra principal fonte de células-tronco até o momento). Células-tronco de músculos da perna de um adulto foram utilizadas para tratar um paciente que sofreu dano no coração em decorrência de uma série de ataques cardíacos. Células-tronco sangüíneas foram utilizadas para restaurar o sistema sangüíneo em casos de leucemia, e células-tronco retiradas do sangue do cordão umbilical após o nascimento vêm sendo utilizadas no tratamento de anemia falciforme e severas imunodeficiências combinadas[11]. Muitas outras possibilidades de célula-para-célula adultas vêm sendo exploradas.

---

10. Isso não requer estritamente clonagem, isto é, a transferência do núcleo de uma célula somática, mas apenas a substituição nuclear do óvulo, ou seja, a transferência de um núcleo de um óvulo.

11. Ronald M. KLINE, Whose Blood is It Anyway?, *Scientific American* 284, n. 4 (abr. 2001), 30-37.

Se a clonagem embrionária é necessária para pesquisas com células-tronco é em boa parte uma questão médica e científica. Certamente, cientistas e médicos que apoiaram a pesquisa com células-tronco no debate britânico estão convencidos de que é necessário. Eles argumentam que células-tronco de adultos podem ter algum uso, mas devido ao fato de serem diferenciadas em tipos de tecidos são em geral menos flexíveis que células-tronco embriônicas e, portanto, não tão úteis para pesquisas e potenciais terapias. Mas a cética questão de se a clonagem embrionária é necessária para pesquisas com células-tronco ganha força, pelo menos em parte, em outro quadrante. Trata-se da preocupação de que a abertura da porta para a clonagem embrionária iria, com o passar do tempo, inevitavelmente levar à clonagem para a obtenção de filhos. Ambas podem por si mesmas suscitar diferentes questões morais, mas suas conexões são tamanhas que uma levará à outra no tempo devido.

Superficialmente, isso poderia parecer um "slippery-slope argument" meramente retórico, um medo enraizado no pânico moral de que, uma vez abertas as comportas da clonagem de embriões, não haverá nada que nos impeça de percorrer por todo o caminho até a obtenção de uma gestação completa. Embora rotular algo como mero "slippery-slope argument" [ladeira escorregadia] não seja em si uma razão para desacreditá-lo, qualquer coisa além da assertiva de que estamos numa ladeira escorregadia é uma razão para acreditar que estamos. Se um apelo a uma ladeira escorregadia é justificável ou não depende da persuasão das razões para tanto. Aqui há uma série de fatores, dos quais talvez o mais significativo seja que a crescente segurança dos procedimentos que inevitavelmente emergiriam do aumento das pesquisas sobre a clonagem de embriões reduziria um dos maiores argumentos contra a clonagem para propósitos reprodutivos, a saber, a dificuldade que os procedimentos de clonagem têm enfrentado para produzir descendentes vivos e saudáveis de modo confiável.

Essa ladeira escorregadia na verdade relaciona-se a uma série de questões mais profundas sobre a aparente "necessidade de tecnologia". Esta frase busca capturar um senso mais amplamente mantido de que, qualquer que seja nossa atual repugnância à clonagem reprodutiva e aos desenvolvimentos na área do melhoramento genético, tudo irá provavelmente ocorrer da mesma forma. Se pesquisas com células-tronco estão no topo (ou mesmo de alguma forma na descida) da ladeira que leva à clonagem para obtenção de filhos, o erro da clonagem não estará sedimentado simplesmente pelo fato de ser adotado pela legislação fundamental. Isto incita a dinâmica cultural mais profunda que guia nossas expectativas sobre saúde, reprodução e o corpo, que finalmente irá subverter as leis se elas forem inconvenientes. Enfoco tais questões de maneira mais completa posteriormente, particularmente no capítulo final, quando examinamos a idéia de uma tecnologia descontrolada. Finalmente, ainda que os benefícios potenciais de pesquisas com células-tronco sejam indubitavelmente vastos, o uso de clonagem de embriões para essa finalidade poderia ter repercussões maiores do que pode parecer inicialmente.

O *status* do embrião

Há, contudo, um tópico que ainda não discuti, mas que nenhuma consideração moral séria dessas questões poderia evitar. Até o momento ainda não mencionei a questão do *status* do embrião porque ela tende a obscurecer todas as outras considerações, particularmente no pensamento dos que julgam que o embrião deve ser tratado como um ser humano completo a partir do momento da fertilização. Isso tem duas conseqüências infelizes. Para os que não compartilham essa posição, isso torna os partidários dela aparentemente interessados apenas em argumentos abstratos e em princípios absolutos, não nas necessidades de pessoas reais. Para os que adotam essa posição, por outro lado, ela demove todas as outras considerações de qualquer importância. Porém, não é necessário que seja dessa forma, e até o momento deliberadamente apresentei os argumentos de forma a tornar claro que eles se sustentam ou caem por si próprios, a despeito do ponto de vista sobre o *status* do embrião. Naturalmente, para os que concluem que o embrião pré-implantação não merece a proteção devida aos que são inequivocamente membros da espécie, poderá ocorrer de essas objeções adicionais às tecnologias não terem força. Contudo, para os que chegarem à conclusão oposta, os argumentos que considerei até o momento ainda serão importantes, mesmo que posteriormente também venham a existir poderosas e talvez conclusivas razões para rejeitar essas técnicas, independentemente da atratividade de seus benefícios médicos.

Das técnicas genéticas que discuti, a questão da identidade do embrião inicial é um assunto mais claro nos casos de diagnóstico genético pré-implantação e clonagem embrionária para pesquisas com células-tronco, uma vez que ambas as técnicas implicam a deliberada destruição de embriões. Mas é também relevante para a discussão da terapia gênica da linhagem germinativa, que ainda não discuti em detalhes. Em pesquisas nas quais se torna necessário estabelecer a viabilidade da terapia da linha germinal, isso requereria quase que certamente a destruição de pelo menos alguns embriões, enquanto na prática a terapia da linha germinal em si provavelmente levaria ao descarte dos embriões nos quais o procedimento não tivesse sido bem-sucedido[12]. Isso poderia ser considerado menos apropriado para a clonagem reprodutiva humana, embora devamos também notar que, mesmo neste caso, embriões seriam muito provavelmente destruídos em dois estágios diferentes, isto é, no desenvolvimento da tecnologia e em sua aplicação clínica.

De início, devemos mencionar dois pontos. Primeiro, determinar quando a personalidade começa é uma questão moral, e não científica. Naturalmente, é preciso aqui considerar aportes científicos, e não se pode querer que coisas que tenham sido mostradas falsas pela ciência sejam consideradas verdadeiras — mas por si só essa não é uma questão científica. É inadequado, por exemplo, afirmar que, uma vez que um único genótipo ocorre a partir da fertilização, conseqüentemente é a partir da fertilização que se inicia a vida de uma pessoa; é necessário explicar o significado de um único genótipo, e isso é uma tarefa moral. Segundo, precisamos esclarecer a questão pela qual estamos interessados, e os termos que serão utilizados. A questão central em jogo é a da identidade ontológica: quando esta vida, que é humana, adquire o *status* de um membro completo da comunidade humana? Para fins de argumentação, irei simplesmente estipular que usarei o termo "personalidade" e seus cognatos para me referir a esse *status* ontológico, embora nenhum termo seja inteiramente adequado. Portanto, nossa questão é: quando a personalidade começa?

A posição cristã convencional sobre o *status* do embrião é representada de maneira clara pelos ensinamentos oficiais da Igreja católica romana, e muito dos mais coerentes pensamentos em todos os lados do debate tem sido conduzido por católicos romanos. De acordo com a Igreja católica, o respeito pela vida deve ocorrer a partir do momento da concepção. Contudo, nunca foi atingida uma posição final acerca de quando a personalidade começa: o ver-

12. Para uma boa visão dos argumentos diversos a favor e contra a terapia gênica de linha germinal, ver LeRoy WALTERS e Julie Gage PALMER, *The Ethics of Human Gene Therapy*, Nova York, Oxford University Press, 1997, 80-88.

dadeiro momento de dotação da alma, quando o ser humano individual é dotado de uma alma racional, permanece oficialmente indefinido. Porém, em vista da gravidade das questões em jogo, isso nos ensina que à vida deve ser concedido o benefício da dúvida a partir da concepção. "De um ponto de vista moral isto é certo: mesmo que existisse dúvida em relação a se o fruto da concepção já é uma pessoa, é objetivamente um grave pecado se atrever a arriscar um assassinato"[13]. Ainda que seja incerto o *status* apresentado pelo embrião em seu estágio inicial, "ter a intenção de matar aquilo que, até onde se sabe, é uma pessoa é ter a intenção de matar uma pessoa"[14].

Essa posição adota um princípio de precaução: aos embriões deveria ser dado o benefício de qualquer dúvida que reste sobre seu *status*. Como tal, isso requer mostrar que nenhum dos argumentos desenvolvidos em favor de um início mais tardio é moralmente decisivo. Há inúmeros desses argumentos. Um dos mais amplamente discutidos foi elaborado inicialmente por um padre australiano, Norman Ford[15]. Ele discorre sobre recentes desenvolvimentos no entendimento científico do embrião em estágio inicial, particularmente sobre a capacidade do embrião de se dividir em gêmeos em seus primeiros dias. Até cerca de 14 dias, o zigoto humano tem a capacidade de dividir-se espontaneamente em duas entidades geneticamente idênticas, cada uma capaz de crescer até a maturidade completa (há aparentemente alguma evidência de que antes de 14 dias as duas podem ser capazes de se recombinar em uma única). Ford baseia-se nestas observações para argumentar que a personalidade não se inicia até após cerca de 14 dias. Ele usa dois tipos de argumento, uma reivindicação filosófica sobre a natureza da individualidade e um argumento científico sobre as origens de um organismo completo. Após uma extensa análise, o argumento filosófico conclui que "um indivíduo que foi capaz de tornar-se uma ou mais pessoas poderia ser apenas uma pessoa em potencial, não uma pessoa distinta de verdade"[16]. Afinal de contas, como um indivíduo poderia tornar-se dois indivíduos separados e ainda assim manter sua identidade? O

13. CONGREGAÇÃO PARA A DOUTRINA DA FÉ, *Declaration on Procured Abortion* 13, em *Acta Apostolicae Sedis* 66 (1974) 739.

14. Germain GRISEZ, *The Way of the Lord Jesus,* vol. 2: Living a Christian Life, Quincy, Ill., Franciscan Press, 1993, 496.

15. Norman M. FORD, *When Did I Begin?* Conception of the Human Individual in History, Philosophy and Science, Cambridge, Cambridge University Press, 1988.

16. Ibid., 136.

argumento científico vem complementar o filosófico. A embriologia parece mostrar que antes de 14 dias e do surgimento da "linha primitiva", o embrião assemelha-se mais uma massa de células não-diferenciadas, cada qual totipotente e que poderia especializar-se em qualquer célula do corpo. Apenas após este estágio o embrião se torna um todo organizado, com a capacidade de se desenvolver em um único indivíduo humano. Devido a estas duas razões, portanto, a personalidade deveria ser associada não à fertilização, mas à linha primitiva e ao início da especialização celular.

Outro argumento popular, uma versão do qual é compatível com o da gemelaridade, apela para noções relativas ao desenvolvimento da personalidade. Esse argumento é baseado em uma variedade de idéias sobrepostas. Uma delas é que não deveríamos assumir que a personalidade é algo do tipo tudo ou nada, mas sim algo que por si mesmo cresce e, eventualmente, declina. Outra idéia é a de que embriões não são pessoas, mas meramente pessoas em potencial; eles têm o potencial para se tornar seres humanos completos, mas em seu estágio primitivo não deveriam ser tidos como apresentando o *status* ontológico completo da personalidade. Qualquer que seja a forma que tomem, argumentos dessa ordem reconhecem a continuidade entre o embrião inicial e o adulto desenvolvido, mas são também sagazes ao enfatizar a distância de um estágio ao outro.

Muitos outros argumentos foram aduzidos para questionar a personalidade do embrião a partir da fertilização, embora eu vá mencionar apenas outros dois. Alguns foram despertados pelas altas taxas naturais de perdas de gravidez. De acordo com alguns especialistas, 50% ou mais das gestações são perdidas espontaneamente antes da implantação. Pareceria incrível (e não um evidente ato de amor de um Criador sábio) que esses muitos seres humanos morram antes mesmo de atingir a parede do útero. Outros apontaram as dificuldades em afirmar que a personalidade se inicia no momento da fertilização, uma vez que a fertilização não é um "momento": evidências recentes sugerem que, em vez disso, ela é um processo que dura das 24 horas da penetração inicial da parede externa do óvulo pelo espermatozóide até a singamia, o pareamento dos cromossomos paternos e maternos dentro do ovo fertilizado.

Contudo, nenhum desses argumentos é, em última instância, decisivo. Em relação às questões suscitadas pela gemelaridade, uma série de respostas foram criadas. Algumas sugeriram que a ocorrência de gêmeos é um exemplo de reprodução assexuada humana: um indivíduo, sem recorrer ao sexo, deu origem a dois indivíduos. Embora à primeira vista possa parecer bizarro, isso não é, como tal, incompatível com a ciência: é uma interpretação filosófica e moral da evidência biológica. Talvez de maneira mais atrativa, outros indicaram que, enquanto alguns embriões produzem gêmeos, a vasta maioria não o faz. Mesmo que se aceite que algumas pessoas apenas passaram a existir no momento da gemelaridade, isto em si não é uma razão para pensar que outros não começaram a existir na fertilização. Resolver as questões apresentadas por qualquer dessas réplicas requereria uma análise sofisticada de questões filosoficamente relevantes, muito além do que é aqui possível. Mas uma maneira grosseira de expressar o pensamento por trás de tal resposta poderia ser esta: porque a nossa ignorância — ou falta de clareza — sobre se há uma ou duas pessoas presentes no embrião inicial é uma razão para pensar que não há nenhuma pessoa presente? Não pode ser assumido que nossas ontologias de individualidade, bem ajustadas para lidar com a realidade do dia-a-dia, são competentes para proporcionar um entendimento claro da natureza do embrião inicial.

Os argumentos que defendem a idéia do embrião como uma pessoa em potencial também foram questionados. Visões desenvolvimentistas são sedutoras porque aparentam ser a interpretação mais óbvia dos fatos do desenvolvimento biológico, fazendo justiça tanto ao fato de que os embriões não têm todas as capacidades dos seres humanos desenvolvidos como ao de terem o potencial para desenvolvê-las. Adicionalmente, esses fatos são igualmente compatíveis com a idéia de que o embrião inicial não é uma pessoa em potencial, mas uma pessoa com potencial. A idéia de que é meramente uma pessoa em potencial, e portanto àquele tempo não é uma pessoa de verdade, ganha sua força de uma identificação da personalidade com características particulares que associamos a uma humanidade completa, tais como capacidades de raciocinar, se relacionar com outros, exercer escolhas, sentir emoções, e assim por diante. Mas tais capacidades não são encontradas em um mesmo grau em todos os adultos: ainda que isso possa ser a base para o reconhecimento de que pessoas diferem em suas capacidades (alguns podem ser mais racionais ou melhores em relacionamentos que outros), isso não fornece a base para negar ou qualificar seus *status* como pessoas. O mesmo também é verdadeiro para embriões: que eles possam não ter a capacidade de *assumir* um interesse não é uma razão para negar que eles *tenham* um interesse[17]. Uma vez que a conexão entre personalidade e a posse de certas características se torne mais rigorosa, o apelo da abordagem desenvolvimentista é dramaticamente diminuído. Naturalmente, pode-se perseverar em manter a conexão, e aceitar a implicação de que aqueles cujas capacidades sejam diminuídas (seja devido à idade muito avançada, à pouca idade, à diminuição da capacidade mental ou a outra causa) têm direitos reduzidos a serem chamados de pessoas completas. Mas se a história do século XX nos ensinou algo, é claro que ao longo desse caminho jaz definitivamente uma verdadeira desumanidade[18].

O argumento da perda espontânea dos embriões não implantados é em última análise um caso de teodicéia e de alguns dos aspectos mais especulativos da doutrina cristã. Entretanto, é importante notar que em muitos períodos da história as taxas de mortalidade de crianças no primeiro ano de vida foram de proporções similares, e suas personalidades não estiveram em discussão. Do mesmo modo, o fato de a fecundação ser um processo que leva 24 horas ou mais não é uma razão para negar que a personalidade começa em um momento mais preciso. Isso pode significar apenas que temos de investigar mais cuidadosamente: uma possibilidade, por exemplo, é que o momento decisivo seja quando o conteúdo do espermatozóide tiver sido liberado no interior do óvulo — desse momento em diante todo o material genético necessário para o desenvolvimento está presente[19].

Portanto, os argumentos para postergar o início da personalidade para 14 dias ou mais tarde não são tão fortes como eles podem de início parecer. E esta é uma importante conclusão para nosso argumento como um todo, pois indica que há dúvida suficiente sobre o *status* do embrião, e portanto que se deveria decidir em seu favor. Isto é, não se deveria atrever-se a arriscar matar aquilo que, por tudo o quanto se sabe, é uma pessoa. Se for assim, então quase certamente algumas implicações se seguem. Entre elas, em última análise, a inaceitável natureza de qualquer pesquisa ou tratamento que requeira a destruição de embriões — o que potencialmente inclui PGD, terapia da linha germi-

17. Helen WATT, *Life and Death in Healthcare Ethics*, Londres, Routledge, 2000, 9-10.

18. Para outras versões do argumento desenvolvimentista, ver meu artigo Whose Sanctity of Life? Ricoeur, Dworkin and the Human Embryo, em Stephen BARTON (ed.), *Holiness Past and Present*, Edinburgo, T. & T. Clark, 2002.

19. WATT, op. cit., 61-62.

nal, clonagem reprodutiva e qualquer variedade de terapia com células-tronco que requeira clonagem embrionária.

De uma certa forma os pontos de vista das pessoas acerca do embrião serão influenciados por seus pontos de vista em assuntos mais amplos: por exemplo, os benefícios da pesquisa com embriões e da pílula do dia seguinte, de um lado, e os perigos de uma cultura cada vez mais eugênica, discriminatória e tecnocrática, de outro. Uma resposta cristã duradoura demandará um cuidadoso diálogo entre aqueles de convicções diferentes, tanto em relação a esses assuntos como em referência a questões mais particularizadas sobre a personalidade do embrião. Ainda assim esse diálogo não pode ser presumido como um processo inteiramente neutro. Afinal de contas, de uma visão dos fatos trata-se de *assassinato*, ou pelo menos de um sério risco de que se trate de um. Além disso, é um diálogo num contexto em que as tendências culturais subjacentes estão todas em uma direção, como veremos em capítulos posteriores, e essas tendências estão tão abertas a questionamento quanto a natureza do embrião em si.

Nenhuma das objeções às tecnologias que discuti deve desviar nossa atenção, contudo, dos enormes benefícios potencialmente disponíveis graças aos desenvolvimentos da ciência genética. Com algumas ressalvas, que discuti anteriormente, desenvolvimentos na farmacogenômica, terapias de células somáticas e outros tratamentos de base gênica certamente são passíveis de ser aceitos pela Igreja cristã como um testemunho da salvação humana e do Deus que salva. Além disso, também é possível para algumas formas de intervenção genética dar testemunho de uma fonte de salvação bastante diferente. Quando nossas tecnologias começam a se tornar meios de reforçar atitudes discriminatórias para com pessoas incapacitadas e atitudes consumistas direcionadas às crianças, podemos vislumbrar o início de algo moralmente questionável. Quando um compromisso com a cura corpórea se torna um desejo de melhoramentos corpóreos, pode ser que estejamos nos encaminhando rumo a uma salvação outra que aquela encontrada em Jesus Cristo. É para esse lado sombrio da tecnologia genética que nos voltaremos a seguir, em uma discussão de eugenia, engenharia genética e distinção entre terapia e melhoramento.

Capítulo três

Melhoramento genético e a nova eugenia

Este capítulo aborda as questões morais por trás da engenharia genética positiva e dos "bebês projetados". Traça a história da eugenia no século XX e mostra sua relação com a "nova eugenia" dos testes pré-natais e abortos. As questões morais e teológicas acerca das diferenças entre terapia gênica e melhoramento gênico são também discutidas.

A ciência genética não se refere apenas a prover curas. Como é evidente pela pronta associação da nova genética com bebês projetados e coisas do tipo na imaginação da imprensa, ela também diz respeito à intervenção em nossos corpos para propósitos não-terapêuticos posteriores. A possibilidade de melhoramentos genéticos, da engenharia genética positiva, revela um futuro no qual as pessoas poderão ser capazes de escolher para si mesmas ou para seus filhos alterações corpóreas em um nível biológico fundamental. De fato, isso sugere que por meio da manipulação tecnológica o processo de evolução biológica poderia ser acelerado e direcionado para atingir metas escolhidas pelo ser humano, em vez de ser aleatoriamente conduzido por mutações gênicas arbitrárias. Tal poder inevitavelmente dá ocasião a questões sobre se será bem utilizado ou não.

Ao considerar se o melhoramento genético é moralmente desejável, não precisamos recorrer a mitos como o de Frankenstein para fazer questionamentos. A própria história do século XX criou um número suficiente de experiências ruins. Por isso, qualquer relato responsável sobre a ética do melhoramento não pode evitar a questão da eugenia. Neste capítulo iniciarei considerando a história do movimento eugênico na primeira parte do século XX, de maneira a mostrar como seus ideais têm reaparecido sob a forma diferente da "nova eugenia" da triagem pré-natal e do aborto. Isso tem sido, em grande medida, a eugenia negativa de eliminar deficiências pela eliminação de todas as pessoas deficientes antes de elas nascerem, um processo que não pode fazer outra coisa além de suscitar questões sobre sua natureza discriminatória. Mas existem também boas razões para pensar que forças sociais conectadas poderiam levar a uma engenharia eugênica positiva. Conseqüentemente, a necessidade de se estabelecer um balanço da diferença entre terapia gênica (a qual, como sugeri no último capítulo, é moralmente aceitável, pelo menos no caso de células somáticas) e melhoramento gênico torna-se mais urgente.

A eugenia ao longo da história

É costumeiro para nós associar idéias e programas eugênicos à Alemanha nazista, como se países de língua inglesa e outros não tivessem sido afetados por essa terrível mácula. A maioria de nós não conhece todos os detalhes da Lei da Esterilização Eugênica de 1933, das leis subseqüentes de casamentos eugênicos ou dos programas de eutanásia. Mas estamos familiarizados, em termos gerais, com a doutrina da supremacia racial ariana, a persuasão daqueles com estoque biologicamente perfeito a terem filhos, a esterilização de muitas centenas de milhares e depois a eutanásia de dezenas de milhares de pessoas com deficiências hereditárias e outras, a fusão de políticas raciais e eugênicas, o discurso sobre as "vidas que não valem a pena", a participação ativa e desejosa em experimentações homicidas (e, de fato, as iniciativas tomadas nelas por cientistas e doutores), e o auge de tudo isso no Holocausto.

Mas ligar a história da eugenia ao nazismo somente é esquecer que ela formou um movimento muito mais amplo de idéias, que alcançou enorme popularidade e influência na Grã-Bretanha, nos Estados Unidos, no Canadá, na Escandinávia, bem como em outras partes da Europa e outras regiões. Em nenhum lugar fora da Alemanha nazista as políticas eugênicas ampliaram-se para a exterminação em massa de suas vítimas, mas princípios subjacentes similares de cruzamento seletivo dos indivíduos superiores e a eliminação dos indesejáveis gozaram de suporte amplamente difundido nestes países desde logo após a virada do século XX até além da década de 1930. Estimulados por biólogos de renome e amplamente discutidos tanto na mídia popular como em círculos científicos e filosóficos, diversos movimentos enfatizaram a importância da hereditariedade e instigaram a necessidade de melhorar a qualidade biológica da população. Como resultado de suas influências, surgiram leis eugênicas, algumas aprovando políticas de imigração discriminatórias, outras exigindo a esterilização daqueles tidos como mentalmente incapazes ou sujeitos a outras doenças hereditárias. Apesar de a maioria delas há muito terem sido abolidas, leis do último tipo ainda permanecem em alguns códigos legislativos mesmo nos dias de hoje.

O pai da eugenia moderna foi o cientista inglês Francis Galton (1822-1911), que apresentou seus pontos de vista iniciais em um artigo datado de 1865. Historicamente, houve uma série de escritores que discutiram idéias para melhorar a raça humana: no século IV a.C., por exemplo, Platão utilizou a analogia de criação de animais domésticos no desenvolvimento de suas propostas para a produção de cidadãos para seu Estado ideal[1]. Mas foi Galton quem primeiro evidenciou propostas para o melhoramento racial baseado em uma análise da hereditariedade humana. Como muitos de seus pares vitorianos de classe média, ele foi assombrado pela chamada questão da "condição da Inglaterra", inspirada em parte pelo medo de que o futuro da civilização estava sob ameaça pelo crescimento populacional descontrolado das classes inferiores. Ele era um primo mais novo de Charles Darwin, e baseou-se no relato deste acerca da evolução por seleção natural, e em seu próprio trabalho estatístico, para argumentar que características intelectuais e morais são transmitidas dos pais para seus filhos biológicos. Inteligente ou "débil mental", socialmente conforme ou criminalmente delinqüente, as habilidades e aptidões de um indivíduo seriam um produto de sua herança. Tal conclusão sugeriu uma solução para o problema do declínio da civilização: uma vez que a degradação social estava relacionada com a herança biológica de características indesejáveis, o bem-estar futuro da sociedade poderia ser assegurado pelo encoraja-

1. PLATÃO, *República*, 457b-461e.

mento dos "desejáveis" a se reproduzir e pelo desencorajamento dos "indesejáveis" de o fazerem[2]. Da mesma forma que por gerações os criadores de animais e plantas haviam selecionado qualidades particulares, também a evolução humana em si poderia ser agora controlada pela intervenção humana.

Os seguidores de Galton aperfeiçoaram suas idéias. Uma distinção entre eugenia "positiva" e "negativa" foi desenvolvida, a primeira encorajando a reprodução daqueles de valor social superior e a última visando dissuadir seus inferiores de se reproduzirem. Alguns eugenistas seguiam o princípio lamarckista de que as características ambientalmente adquiridas poderiam ser herdadas, e então argumentaram que um ambiente social melhorado levaria ao melhoramento biológico das gerações futuras. Outros acreditavam que o melhoramento social poderia não fazer diferença para a hereditariedade, uma visão significativamente fortalecida pela redescoberta, em 1900, dos relatos de Mendel acerca das leis da hereditariedade, que sugeriam que características individuais eram o produto de unidades discretas de herança (o que posteriormente seria conhecido como genes); para eles, as soluções para os problemas de declínio biológico seriam encontradas em políticas de segregação e esterilização. O controle de natalidade tornou-se uma importante arena de disputas. Inicialmente, métodos contraceptivos eram combatidos porque evitavam que as mulheres de classe média e alta cumprissem seus deveres para com a família e o futuro da raça; entretanto, como a futilidade disso tornou-se cada vez mais evidente, os eugenistas tornaram-se advogados entusiastas do controle de natalidade das massas, na esperança de que isso diminuiria o número de cruzamentos degenerados.

Proponentes da eugenia logo voltaram suas atenções para mudanças legislativas[3]. Nos Estados Unidos, adicionalmente a um grande número de leis estaduais que restringiam casamentos para deficientes mentais, a primeira lei estadual de esterilização foi aprovada sob pressão da eugenia no estado de Indiana em 1907 — até a década de 1920, outros 24 estados o haviam seguido. A maioria permitia a esterilização não apenas dos criminosos comuns, mas também dos epilépticos, dos insanos e dos débeis mentais em instituições estaduais. Em 1927 sua constitucionalidade seria confirmada pela Suprema Corte, com o juiz Oliver Wendell Holmes tendo argumentado: "É melhor para

2. Daniel KEVLES, *In the Name of Eugenics:* Genetics and the Use of Human Heredity, Cambridge, Ma., Harvard University Press, ^{2}1995, 3.

3. Ibid., 96-112.

todo o mundo se a sociedade puder impedir que aqueles que são manifestamente desajustados dêem continuidade a seus tipos"; e declarado infamemente: "Três gerações de imbecis é o suficiente". A Califórnia saiu na frente, e em 1929 havia esterilizado quase duas vezes mais pessoas que todos os demais estados da união juntos[4].

As ligações com a Alemanha não passaram despercebidas: os nazistas foram inspirados pela lei de esterilização californiana, e na verdade "regularmente citaram aqueles geneticistas americanos que expressaram apoio às suas políticas de esterilização"[5]; em retribuição, um doutor sênior na Virginia, em 1934, alertou que "os alemães nos estão batendo em nosso próprio jogo"[6]. Na Escandinávia foram aprovadas leis de esterilização semelhantes à legislação nazista. Ainda que não estivessem marcadas pelo racismo e pelas dimensões anti-semitas nazistas, e não fossem exercidas com a mesma dedicação desumana, foram duradouras: na década de 1970 a Suécia teria esterilizado cerca de 60.000 pessoas, a maioria mulheres. A Grã-Bretanha foi uma exceção em relação ao movimento geral de esterilização legalizada, apesar dos grandes esforços de seu bem estabelecido movimento eugênico. Houve uma violenta oposição por parte de uma série de liberais, livres-pensadores e pela Igreja católica romana, a qual instintivamente resistiu ao tom modernista e reducionista da eugenia e foi indubitavelmente contrária a qualquer medida que exigisse a esterilização de indivíduos. O Partido Trabalhista, que representava uma população da classe trabalhadora mais organizada do que na maioria dos países e reconhecia que esta era o principal alvo dos esforços eugênicos, também ofereceu alguma resistência. Como resultado dessas resistências, os eugenistas britânicos depositaram suas esperanças nas ações voluntárias dos indivíduos, que sacrificariam seus próprios desejos de filhos pelo bem de todos.

A eugenia não era um reduto de desconhecidos ignorantes da ciência. Pelo contrário, muitos dos mais eminentes biólogos da época estiveram entre seus defensores: o respeitado geneticista Charles B. Davenport, o mais influente dos muitos biólogos eugenistas dos Estados Unidos, organizou um grande instituto de pesquisa, o Escritório de Registro Eugênico, em Cold Spring Har-

4. Ibid., 114-115.

5. Diane PAUL, *Controlling Human Heredity:* 1865 to the Present, Atlantis Heights, NY, Humanities Press, 1995, 86.

6. KEVLES, op. cit., 116.

bour, Nova York; na Grã-Bretanha, Ronald A. Fisher, um pioneiro altamente influente da estatística e da genética de populações, foi um forte defensor das medidas eugênicas. De fato, é geralmente difícil separar os primeiros trabalhos da ciência da genética humana dos interesses da eugenia, com a maioria dos cientistas da época concordando que a genética humana deveria trabalhar para aperfeiçoar a raça[7]. Tampouco os proponentes da eugenia restringiam-se aos conservadores. Um programa do que foi posteriormente denominado "eugenia reformada", que tinha como objetivo preservar as metas da eugenia ao mesmo tempo em que a livrava de suas influências antiigualitárias, foi liderado nos Estados Unidos por H. J. Muller, posteriormente laureado com o Nobel, e na Grã-Bretanha pelos eminentes cientistas Lancelot Hogben, J. B. S. Haldane e Julian Huxley. Também entre os não-cientistas muitos radicais sociais iriam aderir à causa com tanto vigor quanto seus oponentes: George Bernard Shaw, H. G. Wells, Sidney e Beatrice Webb e Harold Laski foram líderes de uma linha de pensamento eugenista que formou um elemento significativo do pensamento progressivo britânico.

Talvez o mais importante para os cristãos quando se fala nisso: houve um apoio significativo da Igreja à eugenia. Embora a Igreja católica romana tenha assumido uma resistência decisiva contra ela na encíclica de 1930 do papa Pio XI, *Casti connubii*, os protestantes tiveram uma posição bem menos determinada. Por toda parte nos Estados Unidos, clérigos protestantes modernistas freqüentemente consideravam o apoio à eugenia uma parte de um credo religioso adequadamente racional e progressivo. Mesmo suas críticas conservadoras não estavam imunes, apesar da associação da eugenia com o darwinismo: uma publicação batista americana de 1914, intitulada *Os direitos da raça não-nascida*, falava sobre o direito do bebê a um corpo perfeito[8]. Na Grã-Bretanha, W. R. Inge, o "lúgubre" reitor de Saint Paul, tornou-se um notório propagandista da causa, argumentando que se a eugenia fosse proibida a civilização se deterioraria "tão certamente quanto uma matilha de cães misturados à qual foi permitido criar filhotes de cruzamentos promíscuos"[9]. Mas, ainda que Inge pos-

7. PAUL, op. cit., 121-125.

8. Dorothy NELKIN, M. Susan LINDEE, *The DNA Mystique:* The Gene as a Cultural Icon, New York, W. H. Freeman, 1995, 31.

9. W. R. INGE, Eugenics, em *Outspoken Essays:* Second Series, London, Longmans, Green e Co., 1922, 254-75, aqui 257.

sa ter causado constrangimentos, ele raramente estava sozinho. Em 1912, a Convocação da Igreja da Inglaterra saiu em apoio a um Projeto de Lei da Deficiência Mental, o qual, embora significativamente diluído na época em que a Lei de 1913 foi finalmente aprovada, continha disposições que pretendiam impedir que deficientes mentais procriassem. Os arcebispos de Canterbury e York e outros bispos sêniores escreveram para os jornais em defesa do projeto de lei, enquanto em 1929 vários bispos assinaram uma petição em favor da esterilização[10]. De fato, quando a Conferência de Lambeth de 1930 debateu a moralidade da contracepção, oradores de ambos os lados apelaram para considerações eugênicas em apoio aos seus pontos de vista. As coisas não eram diferentes fora da Igreja instituída: a União Batista aprovou em 1935 uma resolução a favor da esterilização e outros proeminentes clérigos independentes da Igreja defenderam propostas eugênicas. Apenas com indivíduos como G. K. Chesterton e Hilaire Belloc e seus seguidores era possível encontrar uma notória oposição cristã. Para eles, a eugenia estava ligada de maneira inextricável à ascensão do capitalismo moderno.

Uma nova eugenia?

Vale a pena fazer uma pausa para perguntar por que essa história é tão pouco conhecida. Por que países como Grã-Bretanha e Estados Unidos, que já estiveram tão tomados de entusiasmo pela doutrina da eugenia, agora esqueceram de sua cumplicidade nela? Certamente houve o surgimento de uma profusão de boas razões científicas para abandonar os programas de eugenia como eles estavam sendo praticados. A distinção entre genótipo e fenótipo ajudou a esclarecer o papel que o ambiente exercia na determinação de como os genes se expressam, e, portanto, tornou evidente a contribuição que o ambiente social poderia, em princípio, representar para o comportamento individual. Uma atenção cuidadosa aos princípios da genética mendeliana mostrou que, uma vez que a maioria das doenças genéticas hereditárias são recessivas e há muito mais pessoas portadoras do que aquelas que sofrem com elas, a esterilização dos afetados foi um modo amplamente ineficaz de livrar as futuras gerações de doenças indesejadas. O aumento da compreensão acerca da

10. Para eugenismo nas Igrejas britânicas, ver Greta JONES, *Social Hygiene in Twentieth Century Britain*, London, Croom Helm, 1986, 47-50.

distribuição dos genes nas populações tornou claro que os genes das doenças não respeitavam as pessoas por sua posição social, e assim realçou as discriminações sociais e raciais às quais havia sido dado um brilho científico espúrio pelos proponentes da eugenia.

Mas o esquecimento da história da ciência e da medicina não pode dever-se somente à crença de que ela é simplesmente uma história de erros intelectuais que desde então foram corrigidos. Outros mecanismos psicológicos podem estar também envolvidos. Por exemplo, pode ser que tal esquecimento seja um bode expiatório, o processo pelo qual grupos se autopurificam da culpa ao projetá-la em um indivíduo ou outro grupo. Países de língua inglesa, por exemplo, podem se sentir completamente absolvidos da culpa da cumplicidade na eugenia porque foram capazes de colocá-la totalmente na Alemanha nazista, um regime convenientemente mau e inquestionavelmente eugenista. E, como contribuíram para derrotar a Alemanha nazista, sua distância das práticas eugenistas parece das mais significativas.

Seja esta especulação justificada ou não, é agora completamente obrigatório para cientistas, médicos e outros que trabalham na área da genética humana rejeitar veementemente qualquer intenção eugênica, e não há razão para duvidar de sua sinceridade ao agir de tal forma. Códigos de conduta para conselheiros genéticos e manifestações políticas de suas organizações profissionais freqüentemente incluem declarações repudiando explicitamente os objetivos eugênicos. De fato, tal é a distância entre a autopercepção médica atual e a eugenia histórica que é possível imaginar que geneticistas médicos contemporâneos trilhem um longo caminho em suas carreiras sem qualquer idéia clara de quanto sua disciplina esteve conectada com algo tão moralmente questionável como programas eugênicos coercivos de larga escala[11].

Os profissionais médicos não estão sozinhos ao se considerarem bem distantes do eugenismo. Nas sociedades ocidentais como um todo, tem havido uma alergia aos programas de higiene social e melhoramento biológico patrocinados pelo Estado, como reação à experiência nazista. Liberais preocupados com a ameaça às liberdades individuais, grupos religiosos ansiosos por defen-

11. Anne KERR, Sarah CUNNINGHAM-BURLEY, Amanda AMOS, Eugenics and the New Genetics in Britain: Examining Contemporary Professionals' Accounts, *Science, Technology and Human Values* 23 (1998) 175-198.

der a dignidade humana, defensores dos direitos dos incapacitados e uma multidão de outros grupos ativistas, incluindo sem dúvida a vasta maioria de cientistas e estudiosos, representariam um formidável exército de oponentes a quaisquer dessas propostas. Comentaristas que afirmam ser improvável que num futuro próximo democracias liberais adotem qualquer programa público de eugenia coerciva legalmente sustentado naturalmente têm um bom argumento. Na verdade, como Daniel Kevles ressaltou, se um programa eugênico do tipo nazista fosse uma possibilidade política realista, haveria muito mais coisas com as quais se preocupar do que meramente com a eugenia[12]. Nossos instintos em alguns assuntos são certamente bastante afiados: com a eugenia, assim como com a escravidão, há algumas coisas sobre as quais as sociedades liberais sentem que são contrárias. Argumentar que a genética moderna é simplesmente eugenia nazista é ignorar as grandes diferenças entre elas; de fato, isto está sujeito até mesmo a ser contraprodutivo, uma vez que sugere aos defensores da nova genética que seus críticos estão desprovidos de argumentos e tiveram de recorrer ao insulto[13].

Ainda assim, a comparação da eugenia à escravidão é instrutiva. Sociedades com tradições liberais tornaram-se relativamente boas em assegurar que a liberdade formal dos contratos governe as relações de trabalho, e que os trabalhos forçados e outras formas de escravidão sejam rejeitados como uma violação aos direitos individuais. Porém, também com freqüência elas não têm sido tão boas em assegurar que as condições de trabalho não sejam degradantes, ou que haja uma plena oferta de trabalho significativo e adequado, ou que haja alguma paridade de poder entre os parceiros nos contratos de trabalho. O repúdio formal e de direito da escravidão tem existido lado a lado com o que algumas vezes tem resultado na sua prática e iniciação de fato. De modo similar, a eugenia patrocinada pelo Estado e publicamente coerciva pode ser tida como totalmente inaceitável em democracias liberais modernas. Mas a rejeição dela, em teoria, pode ainda existir lado a lado com o sucesso de resultados eugênicos na prática. Apesar de nossos juramentos e repúdios ce-

12. Daniel KEVLES, Eugenics and the Human Genome Project: Is the Past Prologue?, em Timothy F. MURPHY, Marc A. LAPPÉ (eds.), *Justice and the Human Genome Project*, Berkeley, University of California Press, 1994, 21-22.

13. Cf. Tom SHAKESPEARE, Losing the Plot? Medical and Activist Discourses of Contemporary Genetics and Disability, em Peter CONRAD e Jonathan GABE (eds.), *Sociological Perspectives on the New genetics*, Oxford, Blackwell, 199, 171-190.

gos, a eugenia pode não ter morrido mas sim adotado uma nova máscara. É explorando esta possibilidade que uma série de escritores começou a falar sobre a "nova eugenia", ou sobre uma "porta dos fundos para a eugenia"[14].

Com o que essa nova eugenia poderia parecer? Ela não tem ocorrido em hospitais psiquiátricos ou postos de migração. Não está sendo promovida em conferências para o melhoramento racial ou fomentada por preocupações com o futuro da civilização. Não tem como alvo os pobres nem é baseada em correlações espúrias entre a constituição biológica e o valor social. Ainda assim, pode ter a mesma conclusão — a diminuição do número de indivíduos "indesejáveis" e o aumento do número dos "desejáveis". A nova eugenia pode ser localizada mais apropriadamente no conjunto de triagens pré-natais, no consultório do conselheiro genético ou no do clínico geral, na clínica de aborto. Por meio das práticas de triagem pré-natal e interrupção da gestação de fetos defeituosos, de triagem genética e implantação seletiva de embriões, das possíveis tecnologias futuras de melhoramento genético e assim por diante, os fins eugênicos estão sendo alcançados de maneiras muito diferentes. Ainda que provavelmente ninguém deliberada e conscientemente tencione um objetivo eugênico para a população como um todo, o resultado pode ser perfeitamente o mesmo.

Com toda certeza, há uma série de diferenças evidentes entre essa e a velha eugenia que ocupou o primeiro terço do século XX. Não há um recurso à coerção pública praticada pelo Estado ou o uso de poderes legais para impor restrições diretas sobre quem poderá ter filhos; em vez disso, até onde o Estado está envolvido, as questões reprodutivas permanecem (pelo menos aparentemente) como escolha voluntária de indivíduos. Não há um interesse explícito por questões globais relativas ao futuro da raça ou à deterioração da qualidade do *pool* gênico; em vez disso, o foco está em indivíduos e casais tomando decisões sobre seus próprios filhos. Não há um alvo em "outros" ou a suposição de uma ligação entre o retrospecto social de uma pessoa e a qualidade de sua herança genética; em vez disso, o alvo são as doenças genéticas, independentemente de seus portadores. Não há um apelo à linguagem do auto-sacrifício ou da responsabilidade pelo bem público de modo a encorajar mulheres a terem — ou a não terem — filhos; em seu lugar, o aconselhamento

14. Troy DUSTER, *Backdoor to Eugenics*, London, Routledge, 1990.

genético assume a posição nos limites dos parâmetros da autonomia reprodutiva do indivíduo ou do casal, sem referência direta a um bem social mais amplo. Há muito menos ignorância sobre os princípios da genética e as aplicações do conhecimento genético: em vez disso, o conhecimento do genoma humano está se expandindo a uma taxa exponencial, com uma cada vez maior bateria de testes e procedimentos seguindo o seu despertar; e existe o aborto legalizado, que permanece a única "terapia" disponível na vasta maioria dos casos em que os resultados dos testes tenham sido positivos.

Entretanto, muitas características da velha eugenia permanecem ativas. A preocupação de aliviar o sofrimento, por um lado, e o desejo de cortar custos de orçamentos médicos, de outro, são ambas características importantes. E, de maneira central, existe a eliminação "negativa" de crianças indesejadas, por meio do aborto de fetos com imperfeições ou suspeitos de tê-las, e a busca do melhoramento "positivo" de embriões ou fetos graças às várias tecnologias experimentais de manipulação genética.

Pressões sociais, escolhas individuais

Alguns poderão questionar se isso deveria mesmo ser chamado de eugenia. Eles podem aceitar que superficialmente os resultados são similares, mas negam que seja eugenia, com base no fato de que, mesmo se características genéticas indesejáveis estejam se tornando menos freqüentes e as desejáveis talvez mais freqüentes, o elemento da coerção está ausente. Afinal, nenhuma mulher é legalmente obrigada a realizar exames de ultra-som, amniocentese e outros testes pré-natais. Testes genéticos em qualquer estágio são voluntários. A triagem de embriões e o diagnóstico genético pré-implantação podem ser realizados apenas com a concordância daqueles cujos gametas estão envolvidos. E, ainda que as pessoas possam questionar se ou em quais circunstâncias o aborto é moralmente justificado, ninguém em democracias ocidentais questiona seriamente que, caso o aborto deva ser permitido, isso se deve dar com o consentimento da mulher cujo corpo será invadido. A ferida da eugenia está na diminuição da liberdade, diriam esses críticos; e, uma vez que a assim chamada nova eugenia não infringe as liberdades de ninguém, ou não se trata de forma alguma de eugenia ou, se assim for chamada, trata-se de uma variedade completamente inofensiva.

Mas isso é questionável. Afirmar que se trata, portanto, de decisões livres e consentidas de indivíduos independentes é ignorar a realidade experimentada nessas decisões e o contexto econômico no qual são tomadas. Para se ter uma idéia, considerem-se as várias pressões que recaem sobre uma mulher individualmente ou sobre um casal questionando se prossegue com uma gravidez afetada. Antes de mais nada, precisam lutar com suas próprias preferências, seus próprios desejos e medos. Os pais tradicionalmente desejam uma prole saudável, e podem temer o pensamento de que podem se tornar pais de uma criança que vá portar uma deficiência mais ou menos séria. Eles podem temer pela criança, angustiados com o tipo de futuro que ela terá, com qual tipo de ensino especial poderá ser necessário, com que oportunidades na vida estarão fechadas como resultado da deficiência, com quem cuidará da criança quando eles se forem. Eles podem temer por si mesmos ou pelos filhos que já têm, que serão estigmatizados ou irão enfrentar a rejeição por causa de sua proximidade com alguém portador de uma deficiência; podem considerar que mais tempo, energia e dinheiro do que estavam esperando poderão ter de ser destinados à educação da criança, que suas alimentadas esperanças de um futuro familiar feliz e saudável poderão ser perdidas para sempre. Eles — e talvez especialmente a mulher grávida — podem temer por seu relacionamento: ela pode julgar-se ameaçada de ser abandonada por seu parceiro ou marido se continuar com a gestação; e, mesmo que isso não ocorra nesse estágio, o nascimento de uma criança portadora de deficiência poderá ser um fator contribuinte significativo para uma futura ruptura do relacionamento, por separação ou divórcio.

Sem dúvida, a extensão com que as pessoas experimentam esses medos e a maneira pela qual respondem a eles é em boa parte um produto de seus próprios retrospectos social e cultural. Por exemplo, alguns grupos étnicos são mais abertos à aceitação dos que apresentam deficiências genéticas do que outros; alguns podem fornecer maior apoio para as mães; alguns podem avaliar as diferenças físicas e mentais diferentemente de outros. De acordo com um estudo nos Estados Unidos, os euro-americanos têm baixas expectativas de apoio familiar, mas dependem enormemente da tecnologia médica, com conseqüências inimagináveis para suas atitudes relativas ao aborto de crianças afetadas. Os afro-americanos, em contraste, amparam mais os membros da família portadores de deficiências e também são mais desconfiados da tecnologia médica, enquanto sino-americanos, no outro extremo, são altamente comprometidos com a intervenção tecnológica e vêem as anormalidades genéticas como catastróficas[15].

Outros fatores também podem influenciar atitudes sociais. Redes de apoio podem ser menos fortes do que em outras eras: em uma sociedade cada vez mais pulverizada e geograficamente mais móvel, membros da família em seu sentido mais amplo, que poderiam nas gerações prévias ter assumido algo do peso de criar uma criança portadora de deficiência, podem viver distantes demais para serem de algum auxílio prático, enquanto os amigos mais próximos e vizinhos podem ter suas próprias prioridades e seus próprios compromissos. Não está claro quanto apoio advirá de serviços sociais estatutários de alcance financeiro e serviços de saúde. A tecnologia em si pode estar contribuindo para um aumento da intolerância em relação aos pais que dão prosseguimento a gestações afetadas. Existe alguma evidência de que, enquanto no passado ter uma criança incapacitada despertava a simpatia das outras pessoas, no reconhecimento comum de que isso poderia acontecer a qualquer um, uma atitude cada vez mais comum atualmente em relação àqueles que continuam com gestações afetadas é a de desaprovação[16]. Exatamente pelo fato de os testes estarem disponíveis e porque os abortos podem ser realizados com segurança, então a suposição passa a ser que existem menos desculpas para se ter uma criança portadora de incapacidades. De fato, a mera existência de um teste para uma determinada doença cria uma pressão para que a mulher grávida faça uso dele.

Talvez tão importante quanto qualquer outro fator que irá pesar nas decisões de continuar ou interromper uma gravidez afetada seja o papel desempenhado pelos geneticistas profissionais e pelo serviço de saúde como um todo. Ainda que, de novo, a retórica seja a de neutralidade e de ajudar a mulher para que ela decida, a realidade é muito diferente. Apesar das aparências, seu papel é dificilmente o da neutralidade. A gama dos testes e procedimentos pelos quais uma mulher grávida irá passar, por exemplo, de um ultra-som até uma amniocentese e à coleta de vilosidades coriônicas, todos são estritamente voluntários e não podem ser exigidos. Mas não será essa a impressão da

15. Mary Briody MAHOWALD, *Genes, Women, Equality*, New York, Oxford University Press, 2000, 108-112.

16. T. MARTEAU e H. DRAKE, Attributions for disability: the Influence of Genetic Screening, *Social Science and Medicine* 40 (1995) 1.127-1.132.

maioria das mulheres que se submetem a eles, e há uma boa evidência de que elas tipicamente desconhecem suas opções em relação a esse assunto. Suas relações com o processo poderiam ser melhor descritas não como um consentimento informado, mas como uma aquiescência, na qual o profissional médico negocia um suposto acordo com a mulher grávida sobre aquele que será o melhor resultado.

De uma certa forma, o treinamento dos médicos tende a encorajar a atitude de considerar o aborto por deficiência uma opção mais fácil do que enfrentar uma criança dela portadora. Isso se reflete em suas abordagens no aconselhamento. Enquanto o aconselhamento não-diretivo deve ser defendido como o ideal, é menos claro o quanto isso acontece na prática ou igualmente até onde é possível[17]. Os obstetras não serão apenas freqüentemente diretivos em seus conselhos para as mulheres grávidas (mais do que os conselheiros genéticos), eles podem relutar em realizar testes se uma mulher se recusar a concordar antecipadamente com um aborto. De fato, com o retrospecto de crescimento (especialmente nos Estados Unidos) de processos jurídicos injustos, no qual um médico é processado por deixar de utilizar todos os exames disponíveis, a pressão para que os médicos solicitem exames também cresce. Como conseqüência disso, talvez não surpreenda encontrar relatos como este:

> Eu estava grávida no ano passado e passei por severas pressões de todos os profissionais médicos que consultei sobre a minha decisão de não realizar exames. Mesmo quando eu chamava atenção de que eles estavam falando com uma pessoa deficiente sobre a possibilidade de eliminar seu filho se ele fosse deficiente, eles não podiam ver quão ofensivo isto era[18].

Todos estes vários fatores irão influenciar como as escolhas das mulheres individuais e de casais serão estruturadas e conduzidas. Eles sugerem que, longe de agir de acordo com um paradigma abstrato de escolha informada, a realidade extraída das práticas que envolvem as novas tecnologias genéticas é mais semelhante a uma forma de coerção sutil. A tomada de decisões envolve

17. Sobre não-diretividade em aconselhamento genético, ver Stella REITER-THEIL, Ethical Questions in Genetic Counselling: How Far do Concepts Like "Non-Directivity" and "Ethical Neutrality" Help in Solving Problems?, em Maureen JUNKER-KENNY e Lisa Sowle CAHILL (eds.), *The Ethics of Genetic Engineering*, Concilium 1998/2, London, SCM e Maryknoll, NY, Orbis, 1998, 23-34.

18. Citado em *Genes Are Us? Attitudes to Genetics and Disability: A RADAR Survey.*

negociações de uma rede complexa de pressões competitivas, as quais as pessoas abordam de acordo com particularidades de sua própria formação social e cultural. E essas pressões não são neutras. Pelo contrário, embora existam algumas contracorrentes, sua tendência predominante é crescente em uma direção: rumo à eliminação dos indesejáveis. Pode não haver uma coerção legal formal, mas a experiência de estar na extremidade detentora do exercício do poder pode significar o mesmo.

De fato, há algumas características econômicas e culturais mais amplas que podem prejudicar ainda mais as atitudes sociais e decisões individuais. Na década de 1920, a maioria dos geneticistas considerava a esterilização compulsória repulsiva; e já na metade dos anos da depressão, uma década mais tarde, seus pontos de vista haviam se revertido. Maneiras de pensar que levariam a um conjunto de conclusões políticas em tempos de abundância gerariam algo muito mais sinistro em tempos de crise econômica[19]. Nesses momentos, as idéias que fundamentam atitudes públicas tornam-se especialmente potentes, e suas possibilidades ocultas, assustadoramente claras. Se em tempos de prosperidade econômica uma cultura recorre cada vez mais a estilos de pensamento do tipo custo-benefício em relação à política da saúde; se mesmo quando as coisas vão bem ela segue rumo à colocação dos custos emocionais e financeiros da educação de crianças portadoras de deficiência para indivíduos e casais; se cada vez mais ela encontra identidade individual na herança genética e enfatiza explicações biológicas para as diferenças sociais, as conseqüências do declínio econômico e de seus deslocamentos sociais decorrentes poderiam ser devastadoras para os que já se encontram experimentando um enfraquecimento social significativo[20].

Nada disso tem a intenção de sugerir que nossas práticas correntes são comparáveis ao nazismo. Como disse anteriormente, simplesmente identificar a genética moderna com a eugenia nazista é falhar em observar as importantes diferenças entre elas. Mesmo que se considere o aborto como o assassinato de uma criança não nascida, como eu faço, existe ainda uma clara distinção moral entre a decisão angustiada de uma mulher em interromper uma gravidez afeta-

19. Cf. PAUL, op. cit., 134-5.

20. Ver adicionalmente Troy DUSTER, Persistence and Continuity in Human Genetics and Social Stratification, em Ted PETERS (ed.), *Genetics:* Issues of Social Justice, Cleveland, Ohio, Pilgrim Press, 1998, 218-238; e NELKIN e LINDEE, op. cit., 169-191.

da, por não saber como irá enfrentá-la, e a política de exterminar cruelmente pessoas com deficiências pelo fato de elas não se adaptarem à vida. Igualmente, contudo, fingir que nunca existe qualquer tipo de coerção envolvida na genética corrente ou obstétrica é simplesmente se auto-enganar, por todas as razões que já vimos. E em geral, ainda que possa não haver um compromisso eugênico formal por parte de qualquer indivíduo ou agente corporativo, é bastante razoável falar em eugenia como uma "propriedade emergente" da situação atual, uma melhoria da população apesar da falta de uma intenção eugênica pública[21].

Repensando a deficiência

Se vamos questionar seriamente a eugenia emergente e expor as formas de poder que ela gera, precisamos tornar explícitas algumas das idéias que lhe são subjacentes e influenciam as atitudes de pais em potencial, profissionais médicos e também representantes políticos. Seria possível fazê-lo pela consideração do impacto do novo conhecimento genético sobre qualquer um de uma série de grupos minoritários. Grupos de homossexuais masculinos e femininos e grupos étnicos minoritários, por exemplo, têm estado particularmente preocupados com a maneira pela qual a nova genética poderia ser utilizada para reforçar os preconceitos sociais que eles vivenciam. No entanto, vou me concentrar em questões de deficiências, por duas razões: primeiro, as pessoas delas portadoras continuam a ser as menos mencionadas e menos visíveis do ponto de vista publicitário entre as minorias; segundo, práticas correntes de triagem pré-natal e similares já estão focalizadas nas deficiências — nenhuma especulação sobre o futuro é necessária.

As percepções públicas das deficiências são moldadas por duas crenças principais. A primeira é que ser portador de deficiência é ser sofredor. Uma vez que o alívio do sofrimento é considerado no mundo moderno um imperativo moral, conclui-se que o sofrimento experimentado por aqueles que portam deficiências é algo que deveria ser reduzido ou evitado inteiramente. A forma adotada para se evitar esse sofrimento é fortemente influenciada pela segunda

21. SHAKESPEARE, Choices and Rights: Eugenics, Genetics and Disability Equality, *Disability and Society* 13 (1998) 665-681; aqui 669.

crença, a de que as pessoas portadoras de deficiência são um custo significativo tanto emocionalmente, para aqueles que têm que cuidar delas, como financeiramente, para orçamentos familiares e para o erário. A redução das doenças genéticas, portanto, resolve dois problemas simultaneamente: alivia o sofrimento e é menos dispendiosa em termos de compromisso pessoal e desembolso econômico.

Esta é uma forma grosseira de exprimir as duas crenças, porém não incorreta. Ainda assim, esta breve declaração contém uma série de suposições não comprovadas, que aqueles que escrevem sobre deficiências têm contestado veementemente. Por exemplo, a falha em fazer qualquer distinção entre redução da capacidade e deficiência. Em oposição a modelos médicos de deficiência que a vêem essencialmente como um problema médico, escritores mais recentes desenvolveram um modelo social de deficiência, que torna claro que as pessoas que a portam são colocadas em desvantagem mais pela discriminação social e pelo preconceito do que pelas reduções de capacidades definidas clinicamente. A marginalização pela invisibilidade pública ou a imposição de categorias de portadores de deficiência inventadas pela sociedade dominante, a relutância em permitir que essas pessoas tenham sua própria voz, seja em encontros do dia-a-dia, seja em debates de políticas públicas, e a miríade de caminhos mais ou menos sutis pelos quais pessoas portadoras de deficiências são excluídas do poder — da dificuldade de acesso a edifícios à discriminação na educação e no emprego; estas são barreiras freqüentemente muito mais efetivas à participação do que as reduções de capacidades físicas ou intelectuais que as motivaram inicialmente. Isso não significa negar que existam níveis de redução da capacidade, um erro na direção do qual os defensores do modelo social algumas vezes se inclinam, mas significa sim realocar a fonte dos problemas que as pessoas portadoras de deficiência enfrentam.

Há também falhas no pensamento sobre a natureza da deficiência e das doenças em geral. Deficiências são também nomes dados freqüentemente a casos que tendem para os extremos da variação natural, parte do espectro de capacidades e não a diferença categórica com ares de esquisitice que a idéia de mutação genética pode originar. Todos os seres humanos sofrem de diminuição de capacidade de um tipo ou de outro: um dever moral central é o reconhecimento da continuidade e não das diferenças entre aqueles de diferentes capacidades.

A deficiência não é inevitavelmente uma tragédia, como o pensamento comum e o profissional tenderiam a sugerir. Não há uma correlação simples entre nível de atividade ou capacidade de execução e qualidade de vida: ainda que pessoas com condições como espinha bífida ou acondroplasia possam experimentar certas limitações, elas tipicamente descreveriam a si mesmas como saudáveis e não como doentes, e certamente não como retardadas (pelo menos em decorrência de sua redução de capacidade), como pode ser comumente imaginado. Mesmo os argumentos financeiros não são tão persuasivos como se poderia pensar: noventa por cento das deficiências infantis ocorrem durante ou após o nascimento, fazendo com que as economias viabilizadas por vigorosos programas de testes pré-natais e abortos sejam relativamente menores. Os portadores de deficiências dão suas próprias contribuições à sociedade, não a despeito de suas deficiências nem por causa delas, mas entre outras razões porque, em conjunção com suas deficiências, eles caracteristicamente têm recursos de personalidade, talento e humanidade que refletem sua igual qualidade de membros da raça humana[22].

Terapia e melhoramento

Abordei a questão da terapia e do melhoramento por meio da discussão da eugenia porque as idéias de melhoramento genético estão sendo propostas em um contexto específico, no qual há um fator eugênico significativo. Em um sentido fraco e não formalmente coercivo, a eugenia é a realidade nas sociedades ocidentais mesmo atualmente, como muitos daqueles à margem da sociedade estão cientes. Exatamente por ser este o caso, mesmo em tempos de abundância econômica não é possível impedir o retorno da eugenia em um sentido forte e coercivo — talvez a distância até ela seja apenas de um ciclo de depressão econômica. Não se pode pensar sobre melhoramento genético de modo separado desse tipo de consideração, exatamente como a ética em geral, que, se conduzida em abstração das dinâmicas de poder e das realidades pressentidas do mundo que ela argumenta enfocar, está sujeita a ser auto-iludida e irrelevante.

22. Cf. Adrienne ASCH, Prenatal Diagnosis and Selective Abortion: A Challenge to Practice and Policy, *American Journal of Public Health* 89 (1999) 1.649-1.657; aqui 1.652.

Reconhecer as forças que têm levado à coerção sutil da nova eugenia também nos permite reconhecer que um conjunto de pressões similares e sobrepostas pode estar nos conduzindo rumo ao melhoramento genético. Para verificar isso, quero considerar os quatro desejos humanos que têm conduzido muitos dos desenvolvimentos das novas tecnologias reprodutivas e da nova genética: o desejo de ter um *filho*; o desejo de ter um filho originado *de si mesmo*; o desejo de ter um filho *saudável*; e o desejo de proporcionar ao filho *o melhor início de vida*. Estes quatro desejos são, naturalmente, perfeitamente normais, no sentido de serem tanto comuns como culturalmente aprovados. Quão fortemente qualquer indivíduo os sente e como são interpretados e negociados, será sem dúvida influenciado pelas circunstâncias da formação global das pessoas: desejos individuais, como observado anteriormente, são mediados socialmente. Mas estes são culturalmente fortes: como resultado deles, no contexto de poderosos novos desenvolvimentos tecnológicos e de um clima moral cada vez mais maleável, o novo mundo da genética reprodutiva consumidora está se tornando realidade.

O primeiro e o segundo desses desejos, o desejo de ter um filho, e um filho originado de si mesmo, estão impulsionando as tecnologias para contornar a infertilidade: fertilização *in vitro*, doação de óvulos, transferência de gametas intrafalopiana, entre outros. Na medida em que a linguagem da genética ganha um crescente fascínio no imaginário cultural ocidental, o desejo de um filho "de si mesmo" torna-se interpretado como o desejo de um filho geneticamente relacionado a si mesmo. O terceiro desejo, ter um filho saudável, é atendido pela bastante adequada medicina terapêutica e preventiva associada à primeira infância — desde uma cirurgia de abertura do coração com o objetivo de reparar nele um orifício até as imunizações habituais. Mas isso também gerou a nova eugenia negativa direcionada às deficiências que acabamos de explorar. E, quando o desejo por um bebê saudável clandestinamente desliza para o desejo de um bebê "perfeito", abre-se um novo panorama, não apenas de remover as "imperfeições", mas definitivamente de escolher um resultado em particular para o filho de alguém.

Uma maior substância a esse panorama é conferida pelo quarto desejo, dar ao filho o melhor início de vida possível. Os pais investem uma quantia extraordinária na tentativa de dar a seus filhos o melhor início de que são capazes — escolha do parceiro com quem ter filhos, preocupações com a dieta durante a gestação, evitando o fumo e as bebidas, preocupações com o bem-estar físico e mental da criança, gastos com brinquedos educativos, equipamentos esportivos ou escolarização privada, tentativas de transmitir uma sabedoria acumulada sobre como proceder na maior parte da vida. Por que esses mesmos pais não estenderiam seus esforços não apenas ao ambiente no qual uma criança é educada, mas também à composição genética que a criança recebe em primeiro lugar? Afinal, se a importância do papel da biologia nas capacidades e nos comportamentos de um indivíduo é determinada pela linguagem dos genes que ele possui, então a perspectiva de melhoramentos genéticos de filhos é, por certo, correspondentemente atrativa. Inteligência superior ou habilidade para os esportes, vivacidade e gregarismo aumentados, para falar apenas em algumas características que têm sido alegadas como tendo uma influência genética, tudo isso deve ser um objetivo apelativo para os que desejam fornecer a seus filhos o melhor início de vida do ponto de vista genético. Além do mais, tal desejo é definido em um contexto específico, o da cultura baseada em direitos e orientada comercialmente. Quando a ênfase nos direitos não for apenas uma defesa contra um Estado superpoderoso, mas também o meio pelo qual os indivíduos imporão suas demandas à sociedade (aqui talvez como o "direito de fornecer a um filho o melhor início de vida"), e quando se comprovar que existem incentivos comerciais significativos para produzir as tecnologias para esses melhoramentos, estará claro que há forças poderosas trabalhando em direção do melhoramento genético humano.

Em resposta a isso, deveria ser dito imediatamente que a maioria desses desenvolvimentos está extremamente distante, se é que de fato eles um dia serão possíveis. De início, envolvem tecnologias consideravelmente mais caras do que a já dispendiosa PGD. Mais importante, a maioria das características que as pessoas podem desejar modelar de forma positiva, como inteligência, são extremamente complexas. São não apenas tipicamente multifatoriais, envolvendo a interação dos genes com o ambiente de uma série de maneiras que ainda estão por ser decifradas. São também provavelmente poligênicas — foi estimado que cerca de 3.000 genes podem estar relacionados com a inteligência —, de modo que explicar o papel de cada gene e sua influência sobre outros genes é um exercício intimidador e de exeqüibilidade questionável. Além disso, por causa dos múltiplos papéis que um gene apresenta e dos múltiplos caminhos pelos quais eles interagem, a intervenção na constituição genética de alguém sempre apresenta o risco de conseqüências genéticas imprevistas. E em alguns casos, como no da inteligência, ainda não está nem mesmo claro que nós temos, em primeiro lugar, um domínio conceitual suficiente sobre qual característica precisa seria aquela que se poderia tentar modificar. Por essas razões, é provável que qualquer melhoramento genético num futuro próximo seja secundário. Dadas as incertezas e o custo, a vasta maioria da humanidade irá continuar a ter seus filhos da forma tradicional, divertida, mesmo que quaisquer outros caminhos estiverem tecnicamente abertos. Além disso, haveria sem dúvida para muitas pessoas escrúpulos religiosos, culturais ou mesmo estéticos sobre a manipulação genética. A idéia de uma inevitável ladeira escorregadia em direção a um mundo no qual a maioria das pessoas rotineiramente melhorasse a inteligência, a aparência ou as habilidades esportivas de seus filhos não pertence a qualquer futuro provável, próximo. Certamente, isso não deve ser utilizado como um argumento para rejeitar as muitas aplicações potencialmente benéficas da tecnologia genética que discutimos no capítulo dois.

E ainda, se é errado simplesmente extrapolar, em ordem inversa, de um futuro temido para uma condenação generalizada das práticas atuais, é também errado ignorar as características das sociedades ocidentais contemporâneas que poderiam prestar-se a resultados potencialmente questionáveis. A ênfase na improbabilidade de um futuro geneticamente projetado pode ser exagerada. Na medida em que os procedimentos da genética reprodutiva se tornarem mais eficazes, seguros e baratos — e, é claro, esforços científicos e médicos maciços estão direcionados para isso —, então as atrações da IVF e da triagem de embriões se tornarão maiores e o limiar para embarcar no curso da tecnologia reprodutiva se tornará menor. A mudança cultural rumo à separação entre sexo e procriação, acelerada decisivamente pelo advento da contracepção eficaz e dos abortos legais e seguros, pode também ganhar um novo significado. O sexo como uma atividade recreativa prazerosa já está grandemente separado do assunto bastante mais sério que é ter filhos. Em troca, a produção de crianças pode vir a ser considerada muito importante para ser deixada ao acaso: a intervenção nesse processo, uma mentalidade já incorporada na assistência tecnológica dada tanto para as que não estão grávidas mas gostariam de estar como para as que estão grávidas mas não gostariam de estar, pode ser estendida a decisões que envolvam não apenas ter ou não um filho, mas também que tipo de filho será. E assim, no devido tempo, alguns podem decidir que mesmo as menores mudanças genéticas valeriam a pena, e se necessário buscarão influenciar seus governos e as autoridades reguladoras para que recebam a permissão para prosseguir.

É claro que isso é especulativo, mas não tão flagrantemente, e torna-se especialmente claro quando vemos que tal processo é uma continuação, um extrato de uma lógica do que já começa a ocorrer. Em relação aos tratamentos terapêuticos, vimos no capítulo anterior como métodos não-genéticos aos quais estamos familiarizados podem ser complementados pelo desenvolvimento de métodos genéticos: em seu devido tempo, por exemplo, certos cânceres poderão ser combatidos não apenas pelas opções tradicionais de quimioterapia, radioterapia e cirurgia, mas também por tratamentos geneticamente embasados. Similarmente, em relação ao melhoramento corpóreo, estamos familiarizados ao vasto número de caminhos pelos quais modificamos nossos corpos, "do barbear em diante", como observou Karl Rahner[23]. Temos dietas para perder gordura ou ganhar musculatura, drogas para alterar nossos ânimos ou acrescentar cabelos em nossas manchas de calvície, bisturis cirúrgicos para elevar nossas faces ou aumentar nossas mamas. É fácil ver como isso poderia se estender ao uso de meios genéticos para promover melhoramentos corpóreos.

A possibilidade de mudar da terapia para o melhoramento é também ilustrada por uma série de casos transicionais, que trazem à tona às dificuldades de se distinguir entre as duas possibilidades. Mesmo atualmente, quando uma triagem de embriões é realizada com o objetivo de excluir embriões homólogos para fibrose cística, por exemplo, questões são levantadas com relação a quais embriões devem ser implantados. Atualmente são escolhidos os que, por uma série de razões, apresentam maiores probabilidades de implantação; ainda que essa decisão seja tomada com base em fatores não ligados ao melhoramento, é fácil ver como, no decorrer do tempo e com técnicas aperfeiçoadas de análise genética, isso poderia derivar para a escolha dos embriões que apresentassem maior probabilidade de ser saudáveis. Outro exemplo é a possibilidade de vacinações baseadas em genes. Poderia ocorrer, por exemplo, de o sistema imune de um indivíduo ser geneticamente alterado para protegê-

23. Karl RAHNER, The Experiment with man: Theological Observations on Man's Self-Manipulation, *Theological Investigations*, London, Darton, Longman e Todd, 1972, v. 205-224, aqui 207.

lo da Aids ou do câncer[24]. Mas não está claro se esta seria considerada uma terapia gênica, uma vez que está claramente relacionada à saúde, ou como um melhoramento, na medida em que se estaria melhorando o funcionamento geral de um corpo.

Qualquer que seja o caso em algum exemplo isolado, existem pressões em direção ao melhoramento genético que não podem ser ignoradas. Para muitos tipos de melhoramento, as expectativas de seu advento podem ser adiadas para um futuro indefinido, como vimos. Ainda assim, os desejos de se ter um filho geneticamente relacionado consigo, de assegurar que ele seja saudável e de lhe dar um bom início de vida, quando formados adicionalmente por uma cultura consumista e baseada em direitos, empurra o assunto numa determinada direção. No contexto da crença popular amplamente difundida da importância da genética para a identidade pessoal, de uma mentalidade que busca soluções tecnológicas para os problemas e de um ambiente econômico que recompensa os que encontram tais soluções tecnológicas, a tendência da cultura como um todo se torna clara. Quaisquer que sejam os problemas imediatos, a teoria e a prática potencial do melhoramento genético não irão desaparecer.

O melhoramento é errado?

Por que devemos nos preocupar com a tendência rumo ao melhoramento genético? Não estaria a oposição a ele baseada apenas no "fator repulsa", a repugnância instintiva que as pessoas sempre sentem em relação aos novos desenvolvimentos técnicos que incidem sobre o corpo? Não há dúvida de que muitas pessoas realmente tenham tal reação, possam elas fornecer ou não qualquer justificativa racional para o fato. Sentimentos semelhantes ocorreram em relação a um grande número de avanços médicos similares. Vacinações contra varíola[25], por exemplo, foram acolhidas com horror em algumas áreas, assim como transplantes de coração. Mas em todos esses casos, após o choque inicial, os procedimentos se tornaram amplamente aceitos pelo público, à medida que

24. Melhoramentos do sistema imune são discutidos por Leroy WALTERS e Julie Gage PALMER, *The Ethics of Gene Therapy*, New York, Oxford University Press, 1997, 110-111.

25. No Rio de Janeiro, em novembro de 1904, houve inclusive um movimento popular em repúdio à vacinação em massa contra a varíola, conhecido como Revolta da Vacina.

seus benefícios se tornavam mais aparentes. A resposta "repulsa" pode não ser tanto a expressão de uma razão moral intempestiva quanto o produto de uma variedade de outros fatores, sobretudo medos sobre a intervenção no corpo.

Ademais, como um crítico poderia adicionar, todos esses desenvolvimentos podem ser entendidos de uma maneira bastante mais positiva. Para começar, eles aumentam a escolha e deixam menos para o destino. Como observou o bioeticista John Harris, em relação a melhoramentos positivos:

> Parece-me chegar-se a isso. Ou tais características como cor do cabelo, cor dos olhos, gênero sexual e outra semelhantes são importantes ou não. Se não são importantes, por que não deixar as pessoas escolherem? E se são importantes estará certo deixar tais importantes assuntos ao acaso?[26]

Supondo que tais manipulações são tanto possíveis como seguras, dar aos pais mais controle sobre esses assuntos é naturalmente uma extensão razoável dos papéis paternais e maternais. Harris também questiona se existe qualquer diferença moral significativa entre melhorar o ambiente educacional de uma criança e alterar sua constituição biológica:

> é de alguma maneira mau (ou fascista) desejar melhorar ou mesmo (que o céu não permita) tentar melhorar a inteligência de nossas crianças? E se não é errado tentar melhorar algo como a inteligência por meio da educação, por que seria errado tentar melhorá-la pela manipulação genética?[27]

Em termos de suas implicações morais para a intervenção humana, não há categoria de "Natureza", se esta se refere a algo que seres humanos não deveriam tentar modificar:

> Se não é errado esperar por um bebê cheio de saúde, com olhos castanhos, cabelos encaracolados e bonito, pode ser errado deliberadamente assegurar que alguém tenha exatamente tal bebê? Se não seria errado que Deus ou a Natureza concedessem tal desejo, pode ser errado concedê-lo a si mesmo?[28]

Se alterações no genoma de um indivíduo puderem ser realizadas de maneira tanto a serem para o bem da pessoa como a não violarem qualquer

---

26. John HARRIS, *Clones, Genes and Immortality*, Oxford, Oxford University Press, 1998, 191.
27. Ibid., p. 203.
28. Ibid., p. 194.

princípio moral obrigatório, então não há razões para proibições contra elas. E, em geral, se o resultado de manipulações genéticas for o de pessoas viverem felizes e vidas mais longas, saudáveis, é difícil ver o que poderia ser uma objeção a elas.

A idéia de que a distinção entre terapia e melhoramento é insustentável poderia ser assegurada por uma variedade de outras considerações. Psicossocialmente, as conseqüências pessoais do que é convencionalmente definido como doença podem ser pouco diferentes das provenientes do que é convencionalmente definido como natural. Uma pessoa pode ser muito baixa, por exemplo, porque sofre de uma deficiência quanto ao hormônio de crescimento humano, enquanto outra não tem uma doença fisiológica, mas simplesmente está em um extremo de um espectro da variação natural para altura. Ambas podem experimentar desvantagens sociais muito similares, porém poderia parecer injusto se uma fosse elegível para tratamento por ter uma doença determinável e a outra fosse inelegível por não a apresentar. Também de um ponto de vista evolutivo, a alegação de que um determinado nível de conhecimento físico e intelectual é natural e que qualquer avanço nele é antinatural e deve ser evitado é questionável. Se a evolução diz respeito a mutações ao acaso e adaptações ao ambiente, parece arbitrário privilegiar um momento no processo da evolução humana como o ponto além do qual nenhum desenvolvimento posterior pode ser realizado. Também filosoficamente os problemas em afirmar as distinções refletem uma dificuldade fundamental na definição das doenças. Isso pode facilmente concordar com uma certa desilusão pós-moderna com as categorias: a distinção entre melhorias biológicas e não-biológicas para pessoas apenas reescreve certas normas convencionais, em última análise arbitrárias.

Existem razões poderosas, portanto, tanto para questionar a distinção entre terapia e melhoramento como para favorecer o melhoramento genético de pelo menos algumas características selecionadas. Mas existem também razões pelo menos igualmente atrativas para ser contrário à engenharia genética, pois existem questões básicas, prontamente admitidas por aqueles favoráveis a ela, sobre a segurança dos procedimentos e as dificuldades da ciência envolvida. Precisaríamos estar muito seguros de que não existiriam conseqüências adversas sérias, e de que os interesses comerciais e outros em trazer um produto para o mercado não significassem que se estaria fechando os olhos para danos potenciais. Teríamos de assegurar que os testes necessários antes de um produto ser comercializado fossem eticamente conduzidos (e se alguém acredita que os embriões devem ser tratados como se fossem seres humanos isso deveria incluir não os submeter a testes quando isso significasse sua destruição).

Além disso, há para alguns o receio de que o processo resultaria em um estreitamento significativo na variação genética humana, na medida em que certos genes se tornariam especialmente favorecidos. Teme-se que isso poderia ter conseqüências ruins para a diversidade humana como um todo (mesmo que, reconhecidamente, não esteja claro que o número de pessoas que estarão em uma posição de projetar seus filhos será suficientemente grande para tornar isso um risco sério). Outros têm apontado de forma mais justificada para o potencial de grande dano que tais poderes tecnológicos poderiam ter se caíssem em mãos erradas.

Objeções mais claras e mais imediatas têm surgido da área dos estudos sociais e culturais. Entre os sociólogos e teóricos sociais em geral tem havido uma preocupação recorrente de que o aumento massivo do entendimento biológico trazido pela genética moderna tem legitimado um esforço direto para explicar o comportamento social em termos biológicos. A sociobiologia tem tido a missão de substituir explicações sociológicas do comportamento tradicionalmente favorecidas (por exemplo, a ênfase marxista nas relações econômicas e de classes) por explicações evolutivas (notavelmente, a ênfase neodarwinista nos genes egoístas). Ao lado da sociobiologia, a genética comportamental tem buscado o componente genético do comportamento e tendido a enfatizá-lo em prejuízo de explicações sociais e psicológicas: geneticistas do comportamento tendem a enfatizar o papel dos genes no comportamento agressivo, por exemplo, enquanto outros cientistas das áreas humanas e sociais poderiam olhar para o ambiente familiar ou para o retrospecto social em busca de evidências. O resultado dessa ênfase na dimensão biológica é a crença de que os problemas poderiam ser melhor resolvidos pela intervenção genética do que por meio de mudanças sociais, crença reforçada pela fixação de nossa cultura ocidental em definir problemas de modo que as soluções tecnológicas assumam um certo ar de necessidade. E, ainda que haja uma ampla dimensão ambiental na vasta maioria dos comportamentos humanos, seria prematuro (para dizer o mínimo) assumir que o único caminho pelo qual comportamentos problemáticos podem ser efetivamente enfocados, ou características humanas mais atrativas desenvolvidas, é o que passa pela intervenção genética. A busca de modos de viver humanos mais valiosos poderia ser perigosamente estreitada se um dia vier a superenfatizar manipulações genéticas como um meio de fazê-lo.

Voltarei a questões de justiça social e sobre os caminhos por meio dos quais as tecnologias estruturam nossos padrões de pensamento nos próximos dois capítulos. O que desejo desenvolver no restante deste são algumas preocupações especificamente teológicas acerca do melhoramento genético positivo. Ainda que as considerações teológicas tenham estado implícitas até aqui, é hora de tornar algumas delas explícitas.

Teologicamente, a questão central no bojo da manipulação genética é sobre a natureza da salvação. Para abordá-la, iremos considerar um antigo ensinamento teológico contra o qual a Igreja primitiva lutou, mas que reapareceu ao longo de toda a história do cristianismo em uma variedade de disfarces. O gnosticismo, um conjunto amorfo de idéias que obscureceram o desenvolvimento inicial da doutrina cristã, teve uma variedade de linhagens, mas com uma série de crenças sobrepostas. O mundo material, como era comumente sustentado, é mau; é a criação de um demiurgo, um ser divino, porém diferente do Deus da redenção. Pelo fato de a matéria ser má, nem o mundo criado nem o corpo humano podem ser bons, constituídos que são de matéria física. Jesus Cristo, por conseguinte, não pode ter vindo "em carne"; ele tem de ter sido um ser puramente espiritual, com sua humanidade meramente aparente. A salvação, igualmente, é uma questão do espírito de alguém sendo libertado de seu envolvimento com a matéria: é a redenção da ordem criada para a vida do espírito puro. Isso contrasta com o cristianismo ortodoxo, que manteve a insistência judaica na excelência da criação e a recusa de qualquer dualismo corpo–alma ou espírito–matéria, mas também sustentou a identidade de Deus Criador e Deus Redentor e a completa humanidade de Jesus Cristo, e concluiu que a salvação foi, de algum modo, uma questão de redenção *das criaturas* e não de redenção *da criação*.

O que estes pontos teológicos relativamente abstratos têm a ver com a problemática da engenharia genética do século XXI? A questão em disputa entre o gnosticismo e o cristianismo ortodoxo com respeito ao corpo foi, e permanece, algo semelhante a isso: o verdadeiro eu de alguém será encontrado em separação do ou em identificação com seu corpo? O gnosticismo deu a primeira resposta, que mantém a visão dualista de que o espírito estaria separado do corpo. Eticamente, isso pode ter como conseqüência que o corpo seja tratado com um libertino abandono, uma vez que a condição do corpo não faz diferença para a pureza moral de alguém (a alternativa "antinomiana"); ou que ele seja rigorosamente controlado a fim de demonstrar o valor moral de alguém (a alternativa "legalista"). De qualquer modo, o corpo estaria separado do verdadeiro eu. Seria algo que poderia ser objetificado ou tratado instrumentalmente. Segundo essa visão, torna-se inteligível a idéia do corpo como algo que pode tornar-se indefinidamente maleável para ajustar-se às finalidades da personalidade, que pode servir de matéria-prima a ser aperfeiçoada. O corpo está sujeito a ser visto como inerentemente defeituoso, necessitando da intervenção humana para aperfeiçoá-lo. Na visão ortodoxa cristã, por outro lado, o corpo físico é algo inseparável do eu. Para cristãos, o processo aproxima-se mais de aprender a identificar-se com o próprio corpo do que da separação deste. O corpo humano é algo a ser habitado como a criação de um Deus bondoso. A finitude não deve ser considerada um obstáculo à verdadeira realização ou algo que deve ser oposto ou temido, nem é a imposição de limitações cuja tarefa humana seria se esforçar para transcender.

Não se segue, entretanto, que cristãos sejam comprometidos com um certo tipo de passividade por causa de sua aceitação em relação à criação física humana. Pelo contrário, eles são chamados a participar da ação divina de restaurar e redimir o mundo criado, e uma das características centrais disso é a prática da medicina, como argumentado no capítulo dois. Há, em outras palavras, um papel apropriado para a intervenção terapêutica contra doenças e disfunções corpóreas, como um sinal do Reino que é a restauração e realização da criação. Mas, se é assim, é necessário fazer uma distinção entre as atividades genuinamente terapêuticas e aquelas que, em uma moral mais gnóstica, correspondem a esforços para transcender a ordem criada. Apesar das dificuldades que já vimos, e embora a distinção ainda precise ser apropriadamente estabelecida, um tipo de distinção entre terapia e melhoramento está no coração dos clamores cristãos sobre a natureza dos seres humanos e do significado da salvação.

Um modo de abordar a questão é perguntar sobre o sofrimento. A quais tipos de sofrimentos podemos apropriadamente nos opor e quais deles deveríamos aprender a aceitar? Que tipos de sofrimento são adequadamente do domínio da medicina e quais deles seria errado a medicina tentar banir? A tendência do mundo moderno é achar esse tipo de questão virtualmente incompreensível. Nossa premissa é que todo sofrimento é sem sentido e deve ser evitado, e que aprender a aceitar o sofrimento é algo a ser feito apenas quando não há outra opção.

Mas esta é uma resposta superficial. Dessa forma, pode-se deixar de reconhecer que existem alguns tipos de dor que são meios necessários a nossos objetivos: a barreira da dor física que um atleta tem de ultrapassar ao treinar ou o desconforto sentido pela pessoa que está tentando perder peso ou colocar seu corpo em forma ("no pain, no gain" = não há ganho sem dor). Esta resposta também não contempla os tipos de sofrimento que podem ser uma conseqüência de compromissos morais assumidos: a perseguição sofrida por dissidentes contrários a regimes tiranos ou as dificuldades sentidas pelos denunciantes que agem segundo sua consciência. Mais importante, mesmo que esses não sejam estritamente exemplos de sofrimento (já que a razão para a dor é evidente), há também diferentes variedades de sofrimentos *sem sentido*, que a resposta moderna deixa de observar[29]. Não há apenas sofrimento aparentemente sem sentido que a ciência médica pode curar. Há também sofrimento sem sentido que a ciência médica não pode curar no momento, como aquele relacionado a várias doenças mentais. E há sofrimento sem sentido que só pode ser eliminado ou "curado" graças a meios moralmente questionáveis, como eliminar o sofredor por aborto ou eutanásia. A resposta moderna corre o risco de absorver essas duas últimas variedades de sofrimento sem sentido no tipo de sofrimento que pode ser curado. Mas isso não apenas cria uma maior pressão para que se adotem meios como aborto e eutanásia, dando-lhes um ar maior de "necessidade", mas também fornece maior credibilidade à idéia de que todo sofrimento é desnecessário.

A idéia de que o sofrimento é desnecessário nos impede de encarar a realidade de nossa condição humana, de que algumas pessoas sofrerão durante a maior parte do tempo e de que todas as pessoas sofrerão durante algum tempo, e que o sofrimento, portanto, não pode, na prática, ser afastado. Quanto mais escondemos essa verdade de nós mesmos, mais horripilantes se tornam as épocas em que somos lembrados dela. E então, em nosso esforço desespe-

29. Ver em geral Gerald McKENNY, *To Relieve the Human Condition:* Bioethics, Technology, and The Body, Albany, NY, State University of New York Press, 180-181.

rado para escapar disso, convocamos os poderes da medicina e da ciência médica, solicitando-lhes que sejam nossos salvadores e nos livrem de nossa existência corpórea e de nossa finitude.

Há ainda a conexão entre nosso medo do sofrimento e nossa falta de compaixão. Se evitar o sofrimento é o maior objetivo de alguém, ele nunca estará verdadeiramente aberto para o sofrimento de outras pessoas. A tarefa da medicina não é ser seduzida pelo ideal de absorver todo o sofrimento na categoria do que pode ser curado, mas sim ser uma forma que nosso amor pelos outros assume quando estamos sofrendo. Aprender a viver com cada um e a cuidar de cada um em meio ao sofrimento, superando nossos medos do sofrimento dos outros, recusando a tentação de reprimir a realidade da dor: estes são alguns dos significados de amar ao próximo como a si mesmo. É nesse contexto, da prioridade de se importar, que curas tais como a medicina pode reunir deveriam ser colocadas[30]. A medicina ainda pode recusar o papel de salvação que nossa cultura almeja que ela cumpra, e conseguir uma vida honesta, reconhecendo sinceramente suas limitações e ajudando pessoas a chegarem a um acordo consigo mesmas.

Aprender a aceitar nossos limites é uma parte essencial de ser humano. Por isso pessoas portadoras de deficiências, em vez de serem marginais, são essenciais para a identidade moral de uma comunidade: elas incorporam de uma forma aguda e às vezes surpreendente as limitações que todos os seres humanos têm. É por isso também que é importante como tais pessoas interpretam suas deficiências, como, por assim dizer, "representam" suas deficiências. Muito justamente, diversos escritos recentes do movimento das deficiências têm rejeitado a necessária correlação entre sofrimento e deficiência. Como vimos anteriormente, a diminuição de capacidade não deve ser tida como inevitavelmente trágica: uma pessoa com diminuição de capacidade pode encontrar caminhos para enfrentar os problemas com os quais se depara sem maiores dificuldades que uma pessoa fisicamente capaz, pode não sofrer maiores níveis de dor por causa de sua capacidade diminuída e pode gozar de não menos realizações na vida. Há, entretanto, uma tentação para empurrar a ló-

30. A prioridade do cuidado sobre a cura é uma característica importante dos escritos de Stanley HAUERWAS sobre ética médica. Ver, por exemplo, *Suffering Presence:* Theological Reflections on Medicine, the Mentally Handicapped, and the Church, Edimburgo, T. & T. Clark, 1986.

gica um passo adiante e afirmar que a deficiência nunca é sofrimento e nunca tem uma dimensão trágica. Mas este seria um passo menos desejável a dar. Uma razão para questioná-lo é que isso simplesmente não é verdadeiro: há diferentes níveis de deficiência (mesmo que sua categorização não seja feita com facilidade), e alguns de fato envolvem dor e incapacitação consideráveis[31]. Talvez uma razão mais importante seja que, negando o sofrimento e equiparando as pessoas portadoras de deficiências com as pessoas fisicamente capazes, reescrevem-se as normas da sociedade dominante em vez de questioná-las. Isso implicitamente endossa o direito da sociedade dos fisicamente capazes de definir a vida humana aceitável como aquela que não envolve sofrimento, e afirma que as pessoas deficientes devem ser capazes de viver à altura de suas expectativas. Enquanto a demanda pela inclusão pode ser uma estratégia compreensível e de fato necessária para pessoas portadoras de deficiências encararem as hostilidades e indiferenças de um mundo excludente, também pode ser defendido um caminho de diminuir a verdade oposta, ou seja, que as expectativas de evitar o sofrimento são irreais para todos.

Deficiência, em outras palavras, é uma lembrança de que nenhum de nós está bem. Muito de nosso tempo é gasto para sustentar frágeis identidades de normalidade, que podem ser despedaçadas em um momento. Contra nossas imagens idealizadas de seres humanos perfeitos, seja em nós mesmos, seja em nossos filhos, pessoas portadoras de deficiências atuam como a exposição crua do que tememos e conseqüentemente reprimimos. Na verdade, precisamente por nos contar novamente sobre nossa condição comum, nossa vulnerabilidade compartilhada, a presença de uma deficiência manifesta derruba a distinção entre aqueles de nós que se identificam como portadores dela e aqueles que não o fazem. Sob essa perspectiva, nossa humanidade compartilhada, quaisquer que sejam nossas habilidades e deficiências particulares, toma forma em nosso reconhecimento compartilhado da necessidade.

A questão para o projeto de engenharia genética positiva de seres humanos, então, é se ele se torna a tentativa de nos livrar do sofrimento, em vez de nos ajudar a encarar a realidade de nossa condição. Se for o primeiro, representa o esforço de negar nossa fragilidade humana, que nos é manifestada por meio dos que portam deficiências, e com tal abandono como o de Jesus, que

31. Cf. SHAKESPEARE, op. cit., 669-671.

não teve forma ou atrativos que nos fizessem desejar olhar para ele, que foi desprezado e rejeitado[32].

Ressurreição e o corpo de ressurreição

Porém, o Evangelho cristão não é apenas uma questão de aprender que temos limites, que morreremos, que não somos Deus, que somos possuídos por medos cujos nomes tentamos esquecer, que somos unidades de corpo e alma. Todas essas afirmações são verdadeiras, mas como colocadas são subcristãs. O Evangelho cristão finca raízes na proclamação da ressurreição daquele que morreu. Foi a crença cristã na ressurreição do corpo mais do que a imortalidade da alma que atuou como um ponto de partida para a afirmação da criação, incluindo o corpo físico, e o repúdio do complexo gnóstico de idéias. O cristianismo começou não pela afirmação de um princípio filosófico abstrato de unidade entre corpo e alma, mas pela vivência da ressurreição da vida[33].

De fato, é questionável até que ponto deveríamos aceitar calorosamente as limitações humanas sem um murmúrio de protesto. Há claramente uma verdade no pensamento de que deveríamos nos enfurecer contra o apagar das luzes, que a morte em si é um tipo de afronta à dignidade humana[34]. Não deveríamos fingir que a dor é qualquer coisa além de dolorosa – pondere por um momento a descrição de doença genética feita por um pai: "vivenciar uma doença genética nos seus filhos é estar imerso em um caldeirão fervente de quase pura dor, com uma generosa porção de surpresa, confusão, desapontamento, raiva e culpa adicionada"[35]. Para muitas pessoas em estágio terminal de uma doença dolorosa, a fuga do corpo pode ser considerada apenas uma coisa

32. Isaías 53,2-3. Para uma reflexão valiosa sobre fragilidade, ver Erik PARENS, The Goodness of Fragility: On the Prospect of Genetic Technologies Aimed at the Enhancement of Human Capacities, *Kennedy Institute of Ethics Journal* 5 (1995) 141-153.

33. Sobre a ressurreição como a chave da crença cristã na unidade corpo–alma, ver Oliver O'DONOVAN, Keeping Body and Soul Together, em Stephen E. LAMMERS e Allen VERHEY (eds.), *On Moral Medicine Theological Perspectives in Medical Ethics*, Grand Rapids, Mi., Eerdmans, [2]1998, 223-238, esp. 228-231.

34. Ver Paul RAMSEY, The Indignity of "Death with Dignity", em LAMMERS e VERHEY, op. cit., 209-222.

35. David B. BIEBEL, The Riddle of Suffering, em John F. KILNER, Rebecca D. PENTZ, Frank E. YOUNG (eds.), *Genetic Ethics:* Do the Ends Justify the Genes?, Carlisle, Paternoster e Grand Rapids, Mi., Eerdmans, 1997, 3.

definitivamente razoável a almejar. Mesmo que, como argumentei, devamos ser contrários à tentativa de transformar a medicina de uma iniciativa terapêutica na missão de libertar os seres humanos da fragilidade corpórea, isso dificilmente seria uma coisa incompreensível de se querer fazer. O desejo de transcendência da finitude humana não pode ser interpretado como uma aberração totalmente estranha.

É uma questão complexa, à qual não vou tentar responder aqui, se é psicológica e espiritualmente possível aceitar nossas limitações sem algum pensamento de transcendência delas[36]. Em todos os eventos, para os cristãos é a ressurreição que define o contexto para abordar a questão. Além de qualquer de nossas esperanças, de nossos sonhos, projetos ou qualquer coisa que pudermos aspirar a alcançar, todos fadados a terminar com nossa morte, a ressurreição nos fala de uma vida nova que nos será dada, na qual nossa verdadeira humanidade será compreendida. A vida humana irá encontrar sua realização viva, de fato sua verdadeira falta de limites, na relação com Deus. A transcendência é colocada em uma nova perspectiva: não como uma fuga da incorporação, mas como a esperança de um corpo transformado. Nesta esperança de um tempo em que a tristeza e as lamentações tiverem passado deverá ser encontrado o poder que permite nos regozijarmos, apesar da fragilidade de nossos corpos. Isto também cria um ambiente para a apropriação positiva do sofrimento[37]. Em vez de procurar negar a tragédia, os cristãos podem reconhecer no sofrimento a oportunidade para descobrir a graça de Deus, como vimos no capítulo anterior. Eles podem aprender a suportar as cargas de outros, a reconhecer as necessidades de outros. Às vezes, talvez freqüentemente, irão falhar em ver qualquer coisa positiva em seu próprio sofrimento ou no dos outros; isso também é parte da tragédia que eles não precisam procurar negar.

Mas a ressurreição tem outro significado em relação à manipulação genética. Porque a Bíblia fala sobre a modificação radical de corpos. A linguagem que ela adota é a do corpo de ressurreição, a transformação completa de nossos corpos. Qual o significado disso? Seria ridiculamente inadequado inda-

36. A relação entre atitudes dos limites humanos e abordagens diferentes para a moralidade está discutida em Robert SONG, Wisdom as The End of Morality, em Stephen BARTON (ed.), *Where Shall Wisdom Be Found?*, Edinburgo, T. & T. Clark, 1999, 295-306.

37. Sobre a apropriação positiva cristã do sofrimento, ver McKenny, op. cit., 219-226.

gar que forma precisa o corpo de ressurreição poderia ter: Paulo rejeita os que especulam sobre isso com esta única palavra: "Insensato!" (1Cor 15,36). Mas está claro que ele será categoricamente diferente dos corpos que conhecemos, ainda que de algum modo seja o mesmo corpo — como o corpo de ressurreição de Jesus, que é capaz de atravessar paredes e que ainda assim seja reconhecidamente ele. De qualquer modo, o que quer que seja o corpo de ressurreição, ele não pode ser o produto final da manipulação humana: carne e sangue, por mais que muitos seres humanos possam interferir neles, não podem herdar o Reino de Deus (1Cor 15,50). Em lugar disso, a ênfase do Novo Testamento está na transformação de nossos corpos em corpos que estarão adaptados à vida do novo céu e da nova terra, e que essa transformação será o trabalho de Deus.

Terapia e melhoramento, de novo

A idéia do corpo de ressurreição sugere uma maneira de repensar a distinção entre terapia e melhoramento. Até o momento forneci algumas razões gerais intrínsecas para nos precavermos em relação a melhoramentos genéticos, e algumas razões para pensar que é necessário distingui-los da terapia gênica. Mas, ainda que tenha mencionado uma série de considerações pelas quais muitos têm julgado a distinção questionável, não abordei especificamente razões positivas para fazê-la.

Uma das tentativas recentes mais proeminentes para especificar os limites de uma política apenas de saúde foi a do filósofo Norman Daniels[38]. Seu cálculo da "função normal" da saúde define o estar doente em termos de desvios abaixo da média que uma pessoa em sua determinada classe de referência (levando em conta idade, gênero sexual etc.) deveria esperar. Ele propõe que, no caso de desvios abaixo da média, intervenções que objetivem o retorno de uma pessoa à média podem ser apropriadamente abordadas por meio de políticas de saúde, enquanto intervenções destinadas a elevar pessoas acima da média devam ser computadas como melhoramentos. Uma vantagem prática dessa abordagem é sua superioridade em relação a modelos de saúde "positi-

38. Ver, por exemplo, Norman DANIELS, The Genome Project, Individual Differences, and Just Health Care, em MURPHY e LAPPÉ, op. cit., 110-132.

vos", que colocam a saúde em um nível mais alto do que o funcionamento típico e então entram na situação difícil de ter que decidir os critérios pelos quais melhoras de saúde devem ser julgadas. Mas isso enfrenta problemas em relação à distinção entre terapia e melhoramento. Além da questão de tornar o que é estatisticamente mediano o critério do que é normativamente saudável, ele por si mesmo não pode fazer sentido acerca do valor de melhoramentos preventivos. Como Eric Juengst bem argumentou, melhoramentos relacionados a cuidados da saúde, como as imunizações genéticas mencionadas acima, irão elevar uma pessoa acima do nível de funcionamento típico da espécie. Entretanto, no cálculo de Daniel isso contaria como melhoramentos inaceitáveis, ao passo que existe pelo menos uma forte razão à primeira vista para considerá-los parte aceitável do cuidado de saúde. O modelo de função normal, em outras palavras, pode defender a distinção entre terapia e melhoramento, mas não fornece critérios para dizer quando se terá cruzado a linha que os separa[39].

A alternativa de Juengst é questionar a verdadeira ontologia das doenças. Ele propõe que, em vez de ver apenas corpos individuais como reais e considerar as doenças simplesmente um modo metafórico de falar sobre seus funcionamentos anormais, deveríamos reconhecer também a realidade das doenças em si como padrões identificáveis de patologia relacionados a determinadas causas. Isso forneceria então um critério para distinguir terapia, que aborda tipos identificáveis de maus funcionamentos, de melhoramentos, que não os abordam, e permitiria que manipulações genéticas preventivas fossem consideradas moralmente aceitáveis com base em auxiliarem o corpo no combate de determinadas doenças. A virtude da sua abordagem é que ela captura alguns de nossos instintos centrais sobre a diferença entre terapia e melhoramento: existe algo intuitivamente apelativo na idéia geral de que a medicina deveria relacionar-se às doenças e não tramar em favor dos desejos de melhoramentos projetados por parte de pessoas. Mas, como o próprio Juengst reconhece, seu modelo ainda enfrenta problemas. Permanece difícil saber o que irá ser considerado doença em muitos casos controversos. E, uma vez que trata

39. Eric JUENGST, Can Enhancement be Distinguished from Prevention in Genetic Medicine?, *Journal of Medicine and Philosophy* 22 (1997), 125-42. Uma lista completa dos problemas com o modelo da "função normal" é dada por Erik PARENS, Is BetterAlways Good? The Enhancement Project, em Erik PARENS (ed.), *Enhancing Human Traits:* Ethical and Social Implications, Washington, DC, Georgetown University Press, 1998, 1-28, esp. 5-10.

apenas do que é apropriadamente abordado pela *medicina*, isso não responde à questão: "Há algo errado com o automelhoramento genético exercido *sem* o auxílio de um médico?"[40]

Em vista disso, é tentador abandonar completamente a distinção. James C. Peterson argumenta que, em vez de utilizar critérios de cura e melhoramento, deveríamos traçar critérios para decidir se uma intervenção é apropriada, e qualquer manipulação genética seria permitida se pudesse atendê-los[41]. Ele propõe cinco critérios: que a intervenção genética humana seja com incremento, ampliadora de escolhas, dirigida ao paciente (ou dirigida aos pais, no caso de crianças), dentro dos limites sociais e executada por meios aceitáveis. Isso permitiria terapias gênicas seguras e efetivas, mas forneceria algum freio às utopias genéticas mais extensas. Essa abordagem é pelo menos honesta sobre os problemas com a distinção, e tenta na prática limitar os danos. Mas também enfrenta seus próprios problemas. Além de questões sobre se ela enfoca adequadamente a legitimação que uma abordagem como tal poderia oferecer em relação a formas de intervenção genética bem menos benignas, ela falha em abordar os modos pelos quais melhoramos os corpos de acordo com as normas culturais dominantes, e assim reescrevemos certos padrões de poder por meio deles. Para uma abordagem cristã desses assuntos, talvez o mais importante seja que ela falha em reconhecer as profundas razões teológicas para desejar manter a distinção.

A chave para o entendimento teológico da distinção terapia/melhoramento reside na implicação de se ver o corpo de ressurreição como a transformação decisiva, divina de nossos corpos. O problema em abandonar a distinção é que isso ignora a diferença entre identificar-se com seu corpo e separar-se dele, fundamentado teologicamente na diferença entre a ressurreição do corpo e a imortalidade da alma. Mas como poderíamos nos mover dessa disputa teológica abstrata sobre o corpo para algo que tivesse algum apoio nas questões concretas da intervenção genética? Afinal, a natureza da ressurreição do corpo nos fornece pouco indício, assim como vimos.

A resposta, eu sugiro, encontra-se no entendimento de que existe uma dimensão simbólica para a ação humana. Ações humanas carregam significa-

40. JUENGST, op. cit., 139.

41. James C. PETERSON, Ethical Standards for Genetic Intervention, em KILNER, PENTZ e YOUNG, op. cit., 193-202.

dos e ressonâncias mais amplos, além de uma descrição imediata da ação exposta. Neste caso, intervenções diferentes no corpo podem simbolizar diferentes coisas, e poderiam ser estes significados mais amplos os moralmente decisivos. Assim, pode ser que a primeira questão a ser feita não seja "Esta intervenção resulta em tratamento ou melhoramento?", mas mais propriamente: "Isso simboliza um reconhecimento dos limites humanos ou uma tentativa de transcendê-los? Isso admite a transitoriedade de nossos esforços ou objetiva permanência? Isso mostra publicamente nossa necessidade humana comum ou é um tipo de falsa salvação? Este é um esforço para mostrar com o que Deus se parece ou um esforço para ser como Deus?" Essas questões não são tanto sobre motivações individuais, embora possam ser, quanto sobre os compromissos culturais simbolizados em determinadas ações. O perigo de uma busca por uma clara linha divisória entre terapia e melhoramento é a reduzível premissa de que deveria ser possível desvendar se uma intervenção é terapêutica ou não simplesmente conhecendo a descrição do tipo de intervenção de que se trata. Antes, o contraste mais importante não é entre espécies de intervenção, mas entre espécies de motivação e compromisso cultural.

Uma implicação disso é um reconhecimento de que muitos procedimentos por convenção considerados incontestavelmente terapêuticos podem estar, em alguns casos, perfeitamente carregados de um desejo de transcender a materialidade. Similarmente, em princípio poderia perfeitamente ser o caso de que alguns melhoramentos pudessem ser feitos em um espírito de reconhecimento do limite humano. Enquanto a ênfase teológica na ressurreição do corpo demanda algum tipo de distinção entre terapia e melhoramento, isso não pode ser imediatamente mapeado em determinados procedimentos. Antes, isso demanda que uma sociedade alcance um certo tipo de autoconhecimento, uma conscientização das obediências subjacentes a suas práticas. Consideraremos o que isso poderia envolver no capítulo cinco, quando falarmos sobre o papel da Igreja no discernimento das tendências culturais.

Uma tarefa tão profunda de auto-entendimento cultural não se presta a respostas rápidas sobre quais técnicas em particular poderiam ser aceitáveis e quais não. Mas, pelo reposicionamento da questão de terapia e melhoramento, isso nos liberta de ser prescritivos demais quando viermos a pensar sobre procedimentos individuais. Por exemplo, isso significa que não precisamos temer uma certa quantidade de aparente arbitrariedade. Em muitas outras áreas da vida a arbitrariedade é inevitável: a idade do consentimento, por exemplo, ou idades nas quais as pessoas podem votar ou comprar bebidas alcoólicas legalmente, são casos em que a sociedade concorda que uma linha tem de ser traçada, ainda que reconhecendo que até certo ponto ela será arbitrária e poderia legitimamente ser considerada como muito cedo ou muito tarde para qualquer indivíduo. Aceitar um elemento de arbitrariedade em decisões sobre o que será considerado uma intervenção genética aceitável não é o mesmo que afirmar que isso se dá inteiramente ao acaso.

Isso também permite que tipos de considerações mencionadas previamente tomem seus lugares como indicadores provisórios de onde a linha deveria ser traçada, os quais necessitariam ser explorados em mais detalhes. Por exemplo, uma diretriz poderia ser sugerida ao observar-se a natureza da doença, declarando inaceitáveis as intervenções que não pudessem ser relacionadas a doenças fisiológicas identificáveis. Isso permitiria as vacinas genéticas, que são intervenções genéticas porém claramente relacionadas à saúde. Isso poderia também estabelecer uma distinção que permitisse a correção da baixa estatura se ela for devida a doenças genéticas, mas não se for conseqüência meramente de o indivíduo pertencer ao extremo inferior de uma variação normal para altura[42]. Outra diretriz diria respeito a se as motivações são basicamente narcisistas ou conduzidas pela fantasia: aqui se poderia questionar alguns melhoramentos genéticos realizados por razões cosméticas. Talvez o único critério mais importante seja se uma determinada intervenção é compatível com um compromisso com a justiça e a comunidade humana: ela aumentaria o poder e o bem-estar de poucos ou estaria disponível e seria benéfica a todos? Isso suscita questões para as quais nos voltaremos no próximo capítulo.

42. Por outras razões para serem dúbias acerca da correção para altura, ver Dónal P. O'MATHÚNA, The case of Human Growth Hormone, em KILNER, PENTZ e YOUNG, op. cit., 203-217.

Capítulo quatro

Justiça, comunidade e genética

Este capítulo considera a maneira como diferentes entendimentos da justiça e do relacionamento entre indivíduos e comunidade se ligam a alguns temas centrais da genética, em particular:
- genética comportamental;
- uso da informação genética por seguradoras;
- patenteamento de genes.

Também são examinados alguns problemas mais amplos de justiça global e genética.

Imagine uma sociedade governada pelo seguinte conjunto de ideais: as pessoas vêem a si mesmas como indivíduos antes de mais nada, e prezam suas liberdades individuais talvez acima de qualquer outro bem. Elas se relacionam com os outros de muitas maneiras — como amigos, amantes, parceiros de negócios, empregados, clientes, professores, locatários e muitas outras —, mas sempre de modo a enfatizar a prioridade da escolha individual. Conseqüentemente, dão grande ênfase aos direitos individuais para proteger suas escolhas, e em que a liberdade não seja evocada para que se façam coisas com as quais não tenham consentido. Elas acreditam em igualdade, particularmente igualdade perante a lei, mas também igualdade de oportunidade, de tal forma que os talentos das pessoas e trabalho duro sejam recompensados por benefícios financeiros e outros. Elas também acreditam que os que tenham essa inclinação devem doar generosamente para resolver as necessidades de outros, particularmente dos pobres. Contudo, a igualdade, principalmente qualquer tipo de igualdade de distribuição econômica, não seria um ideal tão central para pessoas dessa sociedade quanto os de liberdade e autonomia individual.

Contraste essa sociedade com outra governada por um segundo e diferente conjunto de pressupostos: pessoas nessa sociedade consideram a si mesmas seres sociais em um sentido profundo, formados em uma multiplicidade de maneiras por sua língua e sua cultura. Ainda que elas possam prezar a individualidade e o exercício da escolha, isso é colocado em um contexto de consciência da definitiva igualdade de todos, e assim da responsabilidade de cada um para com os outros e para com a sociedade como um todo. Aqueles que exercem seus talentos para ganho econômico o fazem segundo o entendimento de que sua prosperidade é também para o benefício de todos, e não apenas para a deles próprios. Quando ocorrem novos avanços científicos ou tecnológicos, ou quando propostas de pesquisa estão sendo financiadas, a questão inicial será mais sobre como eles aumentam a solidariedade e a dignidade de todos, particularmente dos que são postos à margem da sociedade, e não se irão aumentar ou obstruir a liberdade dos indivíduos. Liberdade individual, incluindo tanto liberdades civis como um *ethos* cultural que promove escolhas responsáveis, é encorajada nessa sociedade, mas colocada no âmbito de um compromisso fundamental para com o bem comum.

Sociedades desses dois tipos não existem no mundo real, pelo menos não nas formas puras e idealizadas que acabo de descrever. Inquestionavelmente, elas estão caracterizadas de forma grosseira. Contudo, pensar sobre elas pode nos ajudar a entender algumas das tensões fundamentais presentes nas sociedades ocidentais. Ambos os conjuntos de ideais estão presentes em democracias liberais contemporâneas. Eles são representados por partidos políticos, e podem ser debatidos por diferentes correntes nos partidos tanto quanto são debatidos entre diferentes partidos. Tais conjuntos são ponto de discussão entre filósofos políticos, alguns argumentando que deveriam ser interpretados como sendo fundamentalmente incompatíveis entre si, outros sugerindo que ambos podem ser incorporados em um único esquema, e ainda outros tentando substituí-los por conceitos políticos completamente diferentes.

Em relação à genética, essa contraposição pode nos ajudar a identificar alguns dos compromissos inerentes com os quais sociedades ocidentais irão provavelmente relacionar questões suscitadas por novos desenvolvimentos. Neste capítulo, quero ilustrar essas abordagens contrastantes, examinando três tópicos que superficialmente parecem não estar relacionados: genética do comportamento, uso de testes gênicos para propósitos de seguro e patenteamento de genes. Em cada um desses casos, como argumentarei, há tensões entre o ponto de vista da sociedade cuja característica é a autonomia individual e aquela cuja ênfase é em um compromisso comum para o bem de todos. Cada um é apresentado de forma a permitir sua leitura como tópicos de livre sustentação, para aqueles leitores que estejam interessados apenas em um ou dois deles. Mas em conjunto eles formam passos de um argumento cumulativo rumo à idéia de que os motivos morais apropriados para uma sociedade que deseje se empenhar seriamente nas questões suscitadas pela nova genética deveriam estar mais próximos da justiça e do bem comum do que da autonomia dos indivíduos. Por fim, mostrarei por que a Igreja também aposta nessa visão de sociedade.

Genética comportamental

A primeira área que quero examinar é a da genética comportamental. Muito do alarmismo causado pela pesquisa nesse tema emergiu de medos de que nos fosse mostrado que éramos menos livres do que pensávamos ser, e de que seria demonstrado que nossa capacidade de ações responsáveis estaria irrecuperavelmente comprometida. Uma boa parte disso baseia-se em mal-entendimento, como veremos, embora eu também vá argumentar que muitos daqueles que corretamente criticaram o fatalismo da genética estão sujeitos a um erro igual e oposto. Mas meu argumento fundamental, estará claro ao final desta seção, é que a preocupação com uma perda de liberdade reflete um conjunto de ansiedades criadas por uma visão de seres humanos mais típica da primeira de nossas duas sociedades. As questões morais mais importantes em jogo, devo alegar, são sobre a natureza da comunidade e as exigências de justiça.

A genética comportamental explora uma das mais complexas entre todas as questões, a explicação do comportamento humano. Ela preocupa-se com o papel da genética no comportamento, em particular com o entendimento da contribuição que a herança genética exerce nas diferenças comportamentais entre indivíduos. Por comparação com a psicologia evolutiva, outra área que tenta ligar as ciências biológica e comportamental, a genética comportamental se concentra não em diferenças entre espécies consideradas durante longos períodos evolutivos, mas em diferenças entre indivíduos de uma espécie em populações atuais. Enquanto a psicologia evolutiva pode investigar, por exemplo, como a totalidade dos seres humanos desenvolveu altos níveis de inteligência quando comparados a outras espécies semelhantes, a genética comportamental estudaria as diversas contribuições do ambiente e da herança genética para os níveis de inteligência de indivíduos ou grupos em particular.

A fim de explorar as respectivas influências da natureza e da criação sobre os seres humanos, os pesquisadores não têm, naturalmente, sidos capazes de criar experimentalmente grupos de seres humanos durante diversas gerações, como o fazem ao estudar o comportamento animal. Em vez disso, eles têm tido de localizar casos nos quais o ideal experimental de uma completa separação entre hereditariedade e ambiente possa ter melhor se caracterizado. Dois foram mais proeminentes. Primeiro, a adoção de crianças logo após o nascimento permite o estudo das diferenças entre pais genéticos e seus descendentes que foram adotados por outros, bem como das diferenças entre pais adotivos e crianças geneticamente não aparentadas que eles tenham adotado. Estudos de adoção também podem ser idealizados para examinar os efeitos que diferentes ambientes familiares têm em irmãos geneticamente relacionados adotados por famílias diferentes, ou os efeitos que o mesmo ambiente familiar exerce sobre crianças geneticamente não relacionadas adotadas na mesma família, e assim por diante. A segunda abordagem tem sido por meio do estudo de gêmeos idênticos e não-idênticos. Gêmeos idênticos (também conhecidos como gêmeos monozigóticos) são formados a partir da divisão de um zigoto em seu estágio embrionário inicial, e assim compartilham cada gene. Gêmeos não-idênticos (também conhecidos como gêmeos fraternos ou dizigóticos) resultam da fertilização separada de dois óvulos, e assim serão em média 50% relacionados geneticamente, como quaisquer dois irmãos verdadeiros. Estudos de gêmeos são tipicamente idealizados para comparar gêmeos idênticos e não-idênticos, com base no pressuposto de que se hereditariedade é importante para alguma característica comportamental isso se tornará aparente por maiores correlações no comportamento de gêmeos idênticos.

Ainda que tanto adoções como métodos com gêmeos tenham sido empregados desde a década de 1920 ou mesmo antes, tiveram relativamente pouca influência na psicologia como um todo até as décadas de 1960 e 1970, quando diversos estudos de esquizofrenia e outras doenças apresentaram alguns resultados surpreendentes. No caso do autismo, por exemplo, foi assumido por muitas décadas que a atenção materna para com o filho era considerada responsável (tanto em excesso como insuficiente, dependendo de quem se consultava). Em 1977, contudo, uma pesquisa publicada usando o método dos gêmeos sugeria uma conexão genética. Ela tinha como premissa a suposição de que, se o comportamento parental era responsável, então não deveria haver diferenças em respostas para gêmeos idênticos e não-idênticos. Por outro lado, se houvesse uma ligação genética, então gêmeos idênticos deveriam mais provavelmente compartilhar autismo que gêmeos não-idênticos. Na pesquisa, foram encontradas dez crianças autistas que tinham também gêmeos não-idênticos; em nenhum caso seus gêmeos revelaram-se autistas, concordando com evidência anterior que sugeria que em média apenas 3% das crianças autistas têm irmãos autistas. Contudo, foram encontradas quinze crianças autistas que apresentavam gêmeos idênticos, entre elas quatro pares de irmãos gêmeos em que os dois eram autistas. Ainda que a amostra fosse reconhecidamente pequena, ainda representava um impressionante aumento de 500 vezes no risco apresentado pela população como um todo, e uma considerável evidência para alguma participação genética no autismo[1].

Uma coisa é a evidência de algum componente genético para o comportamento, outra bem diferente é conseguir determinar quão substancial é esse componente. A fim de calcular o tamanho da contribuição da hereditariedade para uma característica, a genética do comportamento desenvolveu a noção de "herdabilidade", que tenta capturar o tamanho do efeito genético, de tal forma que uma alta herdabilidade significa que os genes respondem por uma grande proporção da variância encontrada em uma população, enquanto baixa herdabilidade significa que o ambiente é relativamente mais importante. Por exemplo, o peso corpóreo parece ter um componente genético significativo, com uma herdabilidade, de acordo com um estudo, de cerca de 70%[2]. Isto significa que 70% da diferença na altura da população em particular sob estudo deveu-se a diferenças genéticas entre membros da população, e não a diferenças ambientais tais como hábitos alimentares ou exercício. O que isso não signi-

1. Ver Robert PLOMIN, *The Psycologist* 14, n. 3 (mar. 2001) 135. Que nem todos os gêmeos idênticos tenham gêmeos autistas é naturalmente também uma evidência da contribuição do ambiente para o autismo.

2. PLOMIN et al., *Behavioral Genetics*, New York, Freeman, [3]1997, 220.

fica é que 70% do peso de cada indivíduo na população se deva a seus genes e 30% a seus hábitos alimentares e regimes de exercícios. Herdabilidade é uma característica de populações, não de indivíduos, e conhecer a herdabilidade de uma característica em si não nos fala sobre as respectivas contribuições da natureza e da criação em um indivíduo em particular. Além disso, a herdabilidade é uma característica de populações em determinados ambientes: isto é, em um ambiente diferente a herdabilidade do peso corpóreo poderia ser bem diferente, tanto mais alta como mais baixa. O significado desses pontos será esclarecido mais adiante.

Todos esses pontos — estudos de adoção, estudos de gêmeos e cálculos de herdabilidade — formam características centrais da pesquisa genética quantitativa do comportamento, isto é, o estudo estatístico da influência relativa da herança e do ambiente em populações em particular. Essa abordagem geral, elaborada com muitas permutações no projeto experimental e a utilização de métodos sofisticados de análise estatística, foi por muitas décadas central para a genética comportamental. Em tempos recentes, com desenvolvimentos nas tecnologias de seqüenciamento e mapeamento genéticos, ela tem sido crescentemente acompanhada por abordagens moleculares que tentam identificar no genoma a localização de genes individuais envolvidos em diferentes tipos de comportamento. Assim, quando em 1993 pesquisadores divulgaram ter encontrado um marcador no cromossomo X relacionado com a orientação sexual masculina, o assim chamado "gene *gay*", tratou-se do resultado exatamente deste método.

Em geral, métodos moleculares adotam uma de duas abordagens. Em uma delas, tentam correlacionar características com marcadores genéticos em particular por meio de estudos de ligação: o pesquisador inicia com uma característica e a seguir procura pelo gene. Na outra, examinam as conseqüências comportamentais quando genes estão faltando em um cromossomo: o pesquisador inicia com um gene (ausente) e então procura pela característica. Em moscas-das-frutas e camundongos isso tem sido feito regularmente pelo "método nocaute" — engenharia direta do genoma para visualizar os resultados fenotípicos. Seja qual for a moralidade de tais pesquisas em animais, haveria óbvios problemas morais com a adoção delas em seres humanos. Contudo, é possível investigar as conseqüências comportamentais quando um gene apresenta um mau funcionamento; e é essa última abordagem que tem se tornado crescentemente favorecida como uma maneira mais efetiva, para não dizer mais barata, de aprender sobre a função gênica.

Ligações com localizações específicas no genoma têm sido afirmadas para um grande número de comportamentos: entre eles, desordem afetiva bipolar (doença maníaco-depressiva), mal de Alzheimer familiar, esquizofrenia, alcoolismo, "busca de novidades" (*novelty-seeking*), autismo e doença de hiperatividade por déficit de atenção (ADHD), bem como a homossexualidade masculina. Mas, apesar da excitação inicial, muitos desses resultados foram também rejeitados, ou pelo menos maciçamente modificados, por pesquisas subseqüentes. Graças a isso o entusiasmo inicial foi substituído em tempos mais recentes por uma precaução bem maior, na verdade por ceticismo, na interpretação dos resultados. Conseqüentemente, muito poucas associações foram amplamente aceitas: uma ligação entre começo tardio do mal de Alzheimer e um alelo específico do *locus* apolipoproteína E no cromossomo 19 é talvez a mais proeminente — ainda que mesmo a interpretação detalhada dessa ligação seja incerta. A ciência de relacionar genes individuais a tipos de comportamento particulares está ainda muito em sua infância, e enfrenta a assustadora complexidade de desembaraçar as interações e correlações entre genes e ambientes para diferentes comportamentos, bem como os efeitos dos genes uns sobre os outros.

Contudo, apesar da natureza inacabada da pesquisa, o desenvolvimento de abordagens moleculares tem sido amplamente responsável pelo surgimento do fenômeno do "gene para" nos últimos anos. Contra o vasto retrospecto da genética quantitativa, isso tem levado a muitos dos medos correntes sobre a genética comportamental. Muitos deles referem-se a preocupações sobre o fatalismo genético e a perda de liberdade. Por exemplo, se tiver o determinado "gene para" o começo tardio do mal de Alzheimer, ou para o alcoolismo, ou para a esquizofrenia, isso significaria que eu estaria destinado a tê-los? Se eu tiver o gene (ou genes) que supostamente torna difícil parar de fumar, haveria algum sentido em minha tentativa de parar? Se eu for geneticamente predisposto à violência, isso poderia desculpar meu comportamento delinqüente? Se eu tiver uma pobre dotação intelectual (sobre o questionável pressuposto de que isso pode ser determinado), há algum sentido em aplicar-me em minha educação, já que nunca serei capaz de obter qualquer nível de realização intelectual além daquele que eu estiver pré-programado para atingir? De fato, há qualquer sentido em trabalhar duro, uma vez que minhas capacidades intelectuais estão geneticamente predeterminadas e qualquer coisa que eu fizer não as tornará melhores, e nada fazer também não as tornará piores? O espectro do determinismo genético freqüenta cada manchete de jornal que alega que um novo "gene para" uma ou outra característica tenha sido descoberto.

Mas há também medos sobre se o conhecimento de predisposições genéticas irá levar a um incremento do preconceito contra grupos específicos de pessoas. Irá o isolamento do suposto "gene *gay*" levar a um aumento dos abortos e seleções de embriões em casos em que o alelo transgressor for descoberto? Embora alguns pesquisadores tenham buscado o gene para a homossexualidade exatamente a fim de mostrar que ela é "natural", e assim não haver razão para discriminação, outros temem que em uma sociedade homófoba isso pudesse se tornar um outro canal para a expressão do preconceito anti*gay*. Outra causa célebre, à qual foi dada renovada notoriedade durante a década de 1990 com a publicação do trabalho de Richard J. Herrnstein e Charles Murray intitulado *The Bell Curve* [A curva do sino], refere-se à questão de se há alguma conexão entre inteligência e classe social, e particularmente se há quaisquer diferenças no QI herdadas de diferenças raciais[3]. Há evidência de alguma diferença no QI médio entre negros e brancos nos Estados Unidos. A questão é se isso se deve a fatores ambientais (tais como retrospecto socioeconômico e educativo) ou se pode também significar que negros são geneticamente menos dotados de inteligência que brancos; e, se isso for verdade, se poderia justificar políticas sociais que pudessem (entre outras coisas) dar-lhes uma menor parte dos fundos educacionais governamentais com base no fato de que são menos capazes de realizações acadêmicas.

As apostas envolvidas em questões de genética comportamental são claramente muito altas. A fim de entender essas questões de modo apropriado, é necessário retornar e desenvolver alguns dos pontos básicos sobre genética comportamental que antes delineei. Talvez o primeiro aspecto a ressaltar refira-se ao *status* da pesquisa científica e à dificuldade de atingir resultados que venham a ser amplamente aceitos. Artigos de jornais, mesmo os da imprensa de "qualidade" escritos por renomados jornalistas científicos, irão regularmen-

3. Richard J. HERRNSTEI, Charles MURRAY, *The Bell Curve:* Intelligence and Class Structure in American Life, New York, Free Press, 1994.

te relatar resultados de pesquisas únicas como se fossem conclusões científicas definitivas sobre a relação entre algum gene ou influência genética e alguma característica. E ainda assim a disputada natureza dos resultados é uma das características mais impressionantes da pesquisa em genética comportamental.

No caso da genética quantitativa, é importante relembrar que estudos de gêmeos, de adoção e outros estudos de famílias são difíceis de replicar. Eles estão inevitavelmente abertos a alguma dúvida, simplesmente devido aos tamanhos das amostras, freqüentemente reduzidos, e a variáveis vagamente compreendidas. Dadas as diferentes circunstâncias nas quais os estudos devem transcorrer, não surpreende que investigações diferentes produziram com freqüência estimativas grandemente divergentes sobre características de herdabilidade. Além disso, cálculos de herdabilidade dependem de uma precisa separação dos componentes genético e ambiental. Mas tais cálculos não são um caso direto de adicionar dois itens discretos. Um requisito, por exemplo, é separar ambientes compartilhados de não-compartilhados: isto é, distinguir as características ambientais que atuam para tornar irmãos semelhantes das que atuam para diferenciá-los (todos os irmãos em uma família podem ter acompanhado o divórcio dos pais, por exemplo, mas nem todos precisam ter tido as mesmas doenças infantis). Adicionalmente, os genes se relacionam com o ambiente de formas diferentes. Em alguns casos, os genes não apenas interagem com o ambiente para produzir fenótipos surpreendentemente diferentes dependendo do ambiente. Mais complicado, e também mais comum na genética comportamental, é a característica de que determinados genótipos são caracteristicamente associados com determinados ambientes. Por exemplo, pessoas com níveis mais elevados de inteligência geralmente irão procurar ambientes em que existam outras pessoas de inteligência semelhante; e, na medida em que o genótipo contribui para a inteligência, em igual medida o genótipo será associado com o ambiente.

Desnecessário dizer, geneticistas comportamentais estão se tornando cada vez mais adeptos de levar tais complicações em consideração. Apesar dos níveis de discordância, das disputas sobre resultados e da freqüência de descobertas contrárias, tudo sugere a sabedoria de tratar a "evidência" de relatos individuais com considerável precaução.

O mesmo é verdadeiro para estudos moleculares em genética comportamental. Há não apenas as dificuldades postas por pliotropia (isto é, que determinados genes podem ter vários efeitos fenotípicos) e contingência (isto é, que determinados genes podem depender de outros para alcançar determinada expressão fenotípica). Há também um problema de que o método de ligações a marcadores genéticos em cromossomos pode apenas proporcionar uma correlação estatística entre uma localização genética e uma característica comportamental — esta apenas indica o marcador (isto é, a posição cromossômica geral), não o gene em si. Conseqüentemente, tais associações podem ser espúrias ou, na melhor das hipóteses, não comprovadas, mesmo em casos em que o fenótipo é relativamente identificável (por exemplo, mal de Alzheimer)[4]. Quando se examinam características mais indeterminadas com as quais a genética comportamental também se preocupa (tais como "busca de novidades" e outros fenótipos igualmente ambíguos), sem mencionar fenômenos complexos como a inteligência, os perigos de se chegar a conclusões prematuras são ainda maiores. As razões pelas quais reportagens jornalísticas sobre descobertas genéticas devem ser tratadas com desconfiança não se resumem apenas à sua tendência ao sensacionalismo, mas também ao de as pesquisas científicas nas quais se baseiam poderem, elas mesmas, não ser tão seguras.

A natureza estatística das correlações, tanto em abordagens moleculares como em não-moleculares, também indica outra importante característica de tais pesquisas. O conhecimento da herdabilidade e o conhecimento de um marcador genético não são suficientes para nos fornecer a história causal completa. Herdabilidade, como vimos, é uma noção relativa à população, e não diz nada sobre a contribuição genética de uma característica em um indeterminado indivíduo. A herdabilidade do câncer de mama, por exemplo, é extremamente baixa em toda parte (cerca de 10%), mas para as pessoas que têm mutações nos genes BRCA1 ou BRCA2 as probabilidades de desenvolver câncer de mama são muito mais altas. O conhecimento da herdabilidade de uma característica como esta não ajuda a conhecer a força da influência genética em qualquer indivíduo, conduzindo ao desenvolvimento de qualquer teste genético preditivo. Mesmo quando um *locus* é encontrado, sua associação com uma característica pode ser de pouca ou nenhuma ajuda prática na predição de resultados para indivíduos: a mais forte das associações encontradas

4. Alan R. TEMPLETON, The Complexity of the Genotype-Phenotype Relationship and the Limitations of Using Genetic "Markers" at the Individual Level, *Science and Society* 11 (1998) 373-389.

até o momento, entre ApoE e o desenvolvimento tardio de Alzheimer, é ainda imprecisa demais para especificar riscos futuros[5]. E seria necessário um conhecimento completo das conseqüências da interação de um gene com uma indefinida gama de ambientes antes que se pudesse pensar sensatamente em intervenções genéticas diretas.

Em primeiro lugar, contudo, qualquer afirmação de fatalismo genético é conflitante com o tamanho de nossa ignorância científica. Mas, mesmo que nossos níveis de conhecimento fossem muito maiores, como sem dúvida serão com o decorrer do tempo, há ainda outras razões para questionar o fatalismo geneticamente embasado. De início, dizer que uma característica é "genética" não é dizer que ela é "fixada", e dizer que é geneticamente determinada não é o mesmo que dizer que nada possa ser feito a seu respeito. Fenilcetonúria, por exemplo, é uma condição genética que resulta do mau funcionamento de um único gene e leva a um dano mental de moderado a severo. Ainda assim, seus efeitos podem ser quase que inteiramente contornados por mudanças de dieta que removam as fontes do aminoácido fenilalanina. O fato de ela ser uma doença genética não significa que seja inevitável[6]. De maneira oposta, o fato de algo ser causado pelo ambiente não significa que seja facilmente reversível: considere os efeitos psicológicos de longo prazo do abuso de crianças. Ao pensar sobre determinismo, a questão portanto não é se algo é genético, mas se é maleável: isto é, a extensão em que pode ser mudado. Há um ponto similar em relação à herdabilidade: em princípio, uma característica altamente hereditária (por exemplo, um certo problema auditivo) pode ser facilmente compensada (por exemplo, com um aparelho auditivo). Alta herdabilidade e uma forte contribuição genética não são o mesmo que irrevogabilidade[7].

5. Andrew WILKIE, How Will We Actually Use This Map to Find Our Way?, *The Psychologist* 14, n. 3 (mar. 2001) 150-151.

6. Na verdade, o que define algo como sendo uma doença genética depende dos pressupostos adotados acerca do ambiente. Como Steve JONES ressalta, se todo mundo fumasse, o câncer de pulmão seria uma doença genética (*The Language of the Genes*, London, HarperCollins, [2]2000, 103.

7. Vale a pena também chamar a atenção para um tipo de "paradoxo da herdabilidade". Devido ao fato de a herdabilidade ser definida em termos da proporção da variância fenotípica em uma população que é devida a diferenças genéticas, uma característica muito amplamente determinada geneticamente (por exemplo, possuir dois olhos) pode ter uma herdabilidade relativamente baixa, na medida em que uma porcentagem muito alta de casos de desvio desta situação será devida a acidentes no decorrer da vida. Sociedades que praticam a lei de Talião ("olho por olho") apresentarão herdabilidades ainda mais baixas para duplicidade de olhos que aquelas que não a praticam.

A dimensão ambiental da herdabilidade traz à tona também outro importante elemento da genética comportamental. Pelo fato de a herdabilidade ser definida para uma população em um ambiente em particular ou em uma gama de ambientes, a herdabilidade para uma característica pode em princípio ser diferente se o ambiente muda. Podemos ilustrar estes pontos pela consideração da herdabilidade da inteligência. Com uma série de pressupostos simplificadores, é possível calcular a herdabilidade da inteligência de uma dada população de um determinado tamanho em um determinado ambiente. Agora imagine que o ambiente mude graças à descoberta de um método educacional "Senhor Memória" altamente eficiente, que aumenta grandemente o QI de algumas pessoas da população. A contribuição genética para a inteligência permaneceria a mesma, mas a variância total dos níveis de QI seria maior, e a contribuição ambiental para o QI total seria maior. De maneira correspondente, como resultado da mudança ambiental, o QI médio da população seria mais alto, e sua herdabilidade de inteligência, mais baixa. Em outras palavras, mesmo que a herdabilidade da inteligência fosse alta em um determinado ambiente, ambientes diferentes levariam de fato a diferentes resultados de QI.

Isso tem implicações muito importantes para a consideração do relacionamento entre níveis de QI e estratificação social. Mesmo que a inteligência seja altamente hereditária para uma população determinada em um ambiente em particular — algo que por razões exploradas anteriormente não deve ser reconhecido muito prontamente —, isso não significa que os verdadeiros níveis de QI não possam ser muito diferentes para a mesma população em um ambiente diferente, sem mencionar para uma população diferente em um ambiente diferente. Em princípio, contudo, haveria a possibilidade de que toda a variação no QI entre negros e brancos nos Estados Unidos fosse devida a diferenças ambientais, e de maneira alguma a diferentes dotações genéticas. De fato, há evidências de que ambientes mutáveis podem afetar de forma muito significativa os valores de QI[8]. Em termos de políticas sociais, portanto, em princípio há bases para se investigar fatores educacionais, econômicos, e outros fatores sociais, pelo menos na mesma proporção que fatores genéticos em relação a níveis de QI — e isso assim permanece mesmo se a herdabilidade da inteligência for alta.

8. Joseph S. ALPER e Jonathan BECKWITH, Genetic Fatalism and Social Policy: The Implications of Behavior Genetics Research, *Yale Journal of Biology and Medicine* 65 (1993) 511-24; aqui 518.

Da mesma forma, há uma série de outros problemas em relação à determinação da influência de genes na inteligência. Um deles é que há tantos genes envolvidos na inteligência que é improvável haver um teste confiável para determinar a contribuição de qualquer gene em particular para ela. Num futuro próximo, o parâmetro de previsão mais acurado da inteligência de um indivíduo permanecerá, de modo bastante simples, a média dos QIs de seus pais. Mais importante, ainda há alguma disputa se noções tais como *g*, a pressuposta medida de habilidade cognitiva geral, capturam uma propriedade básica e unitária da mente ou se são apenas uma extrapolação de medidas de diversas funções mentais separáveis. Ainda que muitos defendem que para todos os aspectos práticos há algo como inteligência geral, críticos ainda sustentam que nenhum único número ou valor de QI poderia capturar significativamente a complexa gama de diferentes habilidades agrupadas sob a simples noção de inteligência.

Assim, há fortes razões para não ser enganado por qualquer tipo de fatalismo genético, razões baseadas em grande parte num entendimento apropriado da genética comportamental. Além do mais, trata-se de razões para questionar qualquer conexão necessária entre uma suposta herança genética e a performance em testes de QI.

Essa ainda não é a história completa da genética comportamental que está sendo desenvolvida em sociedades ocidentais modernas. Não é suficiente explicar que há boas razões para não estar preocupado com um fatalismo genético redutivo. Para começar, não são as predisposições a determinados comportamentos em si que, na prática, importam tanto quanto o impacto cultural e psicológico das percepções das pessoas de que elas podem estar predispostas. Pessoas podem ser capazes de aumentar suas competências mentais enormemente, por exemplo, mas se percebem que suas capacidades herdadas limitam o tanto que irão progredir, elas podem ser menos inclinadas a tentar. As limitações reais podem ser tanto psicológicas como genéticas.

Mas por trás disso há algo mais que precisa ser explicado. Por que a nossa cultura é tão obcecada pelo que pode ser chamado de o mito do fatalismo genético? Naturalmente, determinadas aplicações dele podem servir a necessidades políticas específicas. Claro que não é por acaso que histórias de determinismo biológico tenham surgido em tempos em que as elites dominantes estavam preocupadas com a possível perturbação da ordem social a partir de baixo: quer pelo medo da imigração sul-européia para os Estados Unidos no início do século XX, quer por temores com gastos em previdência social em uma classe inferior ao seu fim, a idéia de que a estratificação social pode refletir desigualdades biológicas ocultas é, sem dúvida, uma poderosa arma ideológica.

Aqueles que têm sido cautelosos em relação ao determinismo biológico têm, contudo, freqüentemente agido assim em nome de uma liberdade exclusiva, como se qualquer concessão à possibilidade de predisposições genéticas ao comportamento fosse, conseqüentemente, uma perda de humanidade. Ainda que tenham sido corretamente críticos do essencialismo genético — a idéia de que a "verdadeira" identidade de uma pessoa será encontrada em seu DNA —, eles inclinaram-se rumo à lógica oposta, de que a verdadeira identidade de uma pessoa será encontrada nos caminhos em que ela tiver transcendido sua herança genética. Em nome da fuga do destino genético, muitos críticos do determinismo genético posicionaram a verdadeira humanidade na liberdade a partir da biologia. Dessa forma, contudo, ainda que estejam certos em rejeitar certos mal-entendidos do papel da genética no comportamento, eles também compartilham o mesmo quadro dualista de pensamento que discutimos no capítulo anterior — o que identifica a personalidade em oposição ao corpo[9].

Isso traz os problemas teológicos gerais que discutimos no último capítulo sobre a separação da personalidade do corpo e a negação do corpo de ressurreição implícito em sonhos de libertar os seres humanos da fragilidade corpórea. Em relação à engenharia genética, essas dificuldades teológicas estiveram ligadas a temores de que a mentalidade de melhora poderia levar a uma atitude que repudiasse a possibilidade de tragédia e resistisse à tarefa de encontrar significado no sofrimento. Aqui também a rejeição do corpo leva à negação da realidade. Como sugeri, um dos elementos do florescimento humano é uma capacidade de adotar, como parte de nós mesmos, os aspectos que poderíamos prontamente rejeitar como sendo diferentes ou estranhos.

Em relação à genética comportamental, isso implica destacar aquilo que os pontos anteriores contra o fatalismo genético estiveram em risco de suprimir, a saber, o fato de haver predisposições biológicas a determinados com-

9. Muitos desses críticos também assumem erroneamente que se algo é causado por fatores ambientais e não por fatores genéticos é portanto prontamente maleável e pertencente ao campo da liberdade.

portamentos. Mesmo que elas possam requerer ambientes particulares para que as características se manifestem, ainda permanecem, biologicamente, como determinadas predisposições ao comportamento. A missão é não fingir que estão distantes, mas aprender a reconhecer sua existência e apenas então considerar como responder. Tomando-se como exemplo um evento trivial, se eu for geneticamente propenso a achar muito difícil parar de fumar, faria bem em manter isso em mente antes de começar a fumar ou pelo menos antes de imaginar que meus esforços para parar serão rapidamente recompensados. A questão é aprender a nos conhecer e chegar a um acordo com nós mesmos, adaptando nosso comportamento quando possível e apropriado. Para alguns, isso pode também envolver o reconhecimento de que há algumas condições indesejáveis que são completamente penetrantes e que estarão expressas em provavelmente todos os ambientes. Um dia, esperamos, haverá um tratamento para a doença de Huntington, por exemplo; mas até lá aqueles que a têm ainda se depararão com a tarefa de aprender a viver com suas condições.

Essa não é, repetindo o que foi dito em capítulos anteriores, uma razão para rejeitar a pesquisa em medidas terapêuticas apropriadas. Nem é, como acabamos de ver neste capítulo, uma razão para negar o papel central desenvolvido por condições ambientais asseguradas por medidas de políticas sociais e econômicas justas. Pelo contrário, é uma razão para pensar que um incremento do conhecimento genético pode ser também um meio de aumentar nossa liberdade. Mas tal liberdade não é melhor entendida como algo simplesmente antagônico à nossa constituição biológica. Mais do que isso, a liberdade é fundamentalmente uma virtude, algo que surge do aprendizado de chegarmos a um acordo sobre quem somos e então decidirmos como responder. Não se trata de uma fuga de nossas limitações corpóreas para um mundo etéreo de escolhas puras e incondicionais, mas de um processo crescente de autoconhecimento, o que provavelmente inclui uma consciência de nossa herança genética.

O entendimento de nós mesmos que está emergindo da nova genética não deveria ser visto, portanto, como uma ameaça à liberdade individual. Mas há um outro perigo em relação à sociedade como um todo. Poderia ocorrer que a aceitação de que pessoas diferentes apresentam diferentes dotações genéticas fosse adequada a novas formas de desigualdade social. Assim, precisamos considerar cuidadosamente questões de justiça distributiva. Em décadas recentes, uma série de governos em democracias liberais ao redor do mundo, com uma gama de submissões políticas triviais, têm enfatizado a centralidade da igualdade de oportunidades. No direito político, isso derivou de uma rejeição da igualdade de resultados, na crença de que deveria ser permitido aos indivíduos se beneficiar de seus talentos e iniciativas. Mas também pela esquerda a igualdade de oportunidades tem sido usada como clamor ao ataque à hierarquia social, às estruturas de poder tradicionais e aos padrões injustos de distribuição de riquezas. Ainda que essa ênfase meritocrática (se buscada seriamente e não à guisa de preservar certas relações de poder injustas) pudesse em princípio remover algumas formas básicas de injustiça, ela é também intrinsecamente hostil à comunidade e à mutualidade, pois torna a acentuação de diferenças individuais o princípio ordenador fundamental da sociedade, e nega a responsabilidade que cada um tem pelo outro. Enquanto o socialismo tradicional seguiu uma linha profunda do pensamento social cristão ao afirmar "de cada um de acordo com sua capacidade, para cada um de acordo com sua necessidade", a igualdade de oportunidades declara simplesmente "para cada um de acordo com sua capacidade".

Ora, um componente central das habilidades de um indivíduo é, certamente, sua dotação genética. De fato, sob um modelo idealizado de igualdade de oportunidades, a única coisa que diferenciaria as conquistas das pessoas seria exatamente sua herança genética. Assim, ao pensar sobre genética e sociedade, uma questão central é se a aceitação das diferenças genéticas e das desigualdades de herança serão utilizadas para reforçar a superioridade de alguns em relação a outros, ou se os talentos geneticamente embasados de cada um serão utilizados a serviço do bem de todos. Ao se pensar sobre as questões suscitadas por *The Bell Curve*, por exemplo, esse é o contexto moral fundamental no qual o debate deveria estar inserido, qualquer que seja a verdade sobre a influência da genética na inteligência.

Isso nos leva de volta à questão dos dois tipos diferentes de sociedade, com a qual abri o capítulo. Ainda que a genética comportamental pareça inicialmente tocar nossas expectativas liberais sobre autonomia, os problemas mais profundos que ela desperta relacionam-se à justiça distributiva e ao bem comum. Se o aumento da compreensão do comportamento humano que tem emergido da nova genética será usado para o bem ou para o mal resultará, de modo central, do modelo de sociedade e do modelo de seres humanos dos quais escolhermos nos aproximar.

Testes genéticos e os seguros

A questão sobre justiça e comunidade, à qual chegamos a partir de uma discussão sobre genética comportamental, é também a questão central do que à primeira vista parece ser um assunto inteiramente separado: o uso dos resultados de testes genéticos por companhias de seguro.

Temores acerca de como informações genéticas confidenciais podem ser utilizadas por seguradoras têm sido uma preocupação freqüente desde que o teste genético para a doença de Huntington tornou-se disponível no final da década de 1980. Surgiu uma ansiedade especial sobre a possível criação de uma "classe inferior genética" — pessoas cujo *status* genético, mesmo pré-sintomaticamente, iria impedir-lhes a obtenção de cobertura de seguros. No Reino Unido e em outros países com fornecimento de serviço de saúde nacional, isso foi principalmente uma preocupação sobre seguros de vida, um meio amplamente utilizado de contribuir para a proteção financeira de dependentes no caso da morte de um assalariado, estando também freqüentemente relacionado a hipotecas para aquisição de uma casa. Nos Estados Unidos, contudo, essa questão é muito aguda, uma vez que a cobertura de saúde é proporcionada por companhias de seguro privadas, e a recusa de um seguro de saúde pode ter sérias conseqüências para um indivíduo.

A fim de compreender as questões centrais trazidas pela nova genética à indústria de seguros, precisamos diferenciar duas abordagens distintas para o fornecimento de seguros, os modelos de "mutualidade" e "solidariedade"[10]. O primeiro deles é o adotado por companhias de seguro privadas, e é baseado nas chamadas "práticas de seguridade padrão", baseadas no princípio central de *eqüidade*, em que segurados com o mesmo risco presumido de perda pagam os mesmos prêmios por um determinado nível de cobertura. Aqueles com um risco esperado mais alto que a média podem ter de pagar prêmios mais altos para aquele nível de cobertura, ou mesmo ser inteiramente recusados pelo seguro; por outro lado, para aqueles com um menor risco presumido de perda podem ser oferecidos prêmios mais baixos (pelo menos por algumas companhias de seguros em alguns países), um processo conhecido como *cherry-*

10. Ver, em um contexto americano, Robert J. POKORSKI, Use of Genetic Information by Private Insurers, em Timothy F. MARPHY e Marc A. LAPPÉ (eds.), *Justice and the Human Genome Project*, Berkeley, University of California Press, 1994, 91-109.

picking ["cereja do bolo"]. Espera-se das seguradoras que possam discriminar os riscos em bases que os segurados possam honestamente assumir os riscos de pessoas em sua mesma categoria de risco, mas não de pessoas cuja probabilidade de fazer resgates de seguros seja maior.

O princípio de *eqüidade* torna-se comprometido sob circunstâncias conhecidas como "seleção adversa". Isso pode acontecer, por exemplo, se alguém sonega informações sobre si mesmo relevantes para possíveis resgates futuros, ou se as seguradoras não estão habilitadas a obter informação relevante para classificar o risco adequadamente. Se isso acontecer com muita freqüência, ou se as seguradoras falharem em classificar o risco adequadamente por outras razões, uma espiral ascendente de prêmios pode ocorrer, uma vez que as companhias de seguros terão de cobrar mais dos segurados a fim de pagar os resgates crescentes. Isso pode tornar a seguradora não-competitiva, resultando na transferência dos negócios das pessoas para outras companhias; ou, se isso acontecer além do limite, as pessoas podem decidir abandonar completamente o mercado de seguros.

A seguridade pública, em contraposição, opera segundo o modelo de solidariedade; esta é a abordagem adotada no Reino Unido pelo Serviço Nacional de Saúde, por exemplo, e tenciona garantir que todos tenham uma participação nos benefícios, independentemente de sua contribuição. O princípio central a esse modelo é o da *igualdade*, em que todos pagam o mesmo (ou de acordo com sua capacidade de pagar), sem relação com qualquer risco esperado de perda. Conseqüentemente, não há necessidade de avaliar riscos, e ninguém é excluído devido à constatação de *status* de alto risco. A participação em esquemas de solidariedade é tipicamente compulsória, com contribuições coletadas por meio do sistema de taxas. Além disso, não há conexão direta entre a contribuição de um indivíduo e o valor do benefício que ele pode esperar receber. Devido ao fato de não haver opções relativas ao nível de pagamento, e ninguém poder ganhar injustamente às expensas de outros pela sonegação de informações, esquemas solidários não têm problemas de seleção adversa.

A disputa relativa a testes genéticos e seguros surgiu em relação a seguros comerciais, baseados em mutualidade. Por um lado, seguradoras argumentam que é errado impedir o acesso a informações relevantes relativas à saúde. Se o princípio de eqüidade — indivíduos que adquirem seguros deveriam pagar prêmios equivalentes a seu risco percebido — é justo, parece correto que aqueles que estão em risco de desenvolver doenças genéticas devam se sujeitar a pagar prêmios mais altos (nos termos de práticas de seguridade padrão, isso seria conhecido como "discriminação aceitável"; a discriminação seria aceitável apenas se os prêmios fossem tão altos que fossem desproporcionais ao aumento dos riscos sofrido pela companhia). Adicionalmente, se aqueles com condições genéticas tiverem de pagar mais, parece razoável que informação relevante deva estar disponível à companhia seguradora. De outra forma é injusto com as seguradoras — e com outros segurados que podem estar sujeitos a pagar prêmios mais altos — tanto quanto é injusto se alguém mentir no preenchimento de seu questionário de seguro sobre seu hábito de fumar. A informação genética não deveria ser tida como intrinsecamente diferente de qualquer outro tipo de informação relacionada à saúde requerida atualmente antes de uma companhia decidir oferecer o seguro.

Por outro lado, contudo, outros apontam para o risco de que aqueles que têm determinada condição genética, concebivelmente mesmo sem estar cientes disso, terão seus seguros recusados, e como resultado poderão não ser capazes de prover seus dependentes em caso de morte — podem ter sua hipoteca recusada ou, nos Estados Unidos, ter suas coberturas de saúde completamente negadas. Para estes, o desenvolvimento de novos testes para diferentes doenças genéticas pode tornar-se desastroso. Ainda que o discurso inicial sobre uma classe inferior geneticamente não-assegurável tenha sido descartado em respostas oficiais, permanece a situação de que em muitos países, incluindo os Estados Unidos e o Reino Unido, nada ao menos próximo do suficiente ter sido feito até o momento para atenuar esses temores.

Inevitavelmente, certas discussões voltam-se para questões relativamente detalhadas para as quais não há espaço suficiente neste livro, tais como a precisão de determinados testes genéticos ou a relativa eficácia de diferentes abordagens para a regulação da indústria de seguros. Mas é válido rever alguns dos tipos de soluções possíveis para o problema geral. Uma abordagem seria os governos requererem que as seguradoras de saúde comerciais proporcionassem cobertura a taxas mais baixas do que as eqüitativas para as pessoas propensas a doenças genéticas. Na prática, isso pode não estar distante do que de fato está acontecendo em alguns países e em alguns estados dos Estados Unidos, isto é, um simples banimento do uso de qualquer informação genética na avaliação de questionários de seguros; uma segunda possibilidade seria requerer que qualquer informação relevante que dê suporte à categorização de risco seja tornada disponível, o que inevitavelmente é apoiado por muitas companhias de seguro, embora não por todas. Uma terceira abordagem seria intermediária entre estas duas, permitindo a seguradoras usar algumas informações de testes genéticos, mas não todas[11].

Companhias de seguro não estão satisfeitas com a primeira abordagem, por razões que abordei anteriormente. Isso poderia tornar o seguro mais dispendioso para segurados comuns com riscos padrão e, em geral, menos disponível, tornando-o menos atrativo para as pessoas como um todo, e menos desejável para as companhias estar no negócio de seguros. Entretanto, isso ainda é questionável. Por exemplo, existem algumas evidências de que as seguradoras não enfrentariam um aumento nos custos tão grande como poderiam esperar: algumas grandes seguradoras não exigem divulgação dos resultados dos testes genéticos, o que sugere que estas pelo menos não pensam que os custos extras sejam muito grandes[12]. A título de exemplo, há apenas cerca de duzentos novos casos de doença de Huntington diagnosticados no Reino Unido a cada ano, e provavelmente nem todos teriam escolhido a mesma seguradora. Além disso, apenas doenças de início tardio poderiam levar a seleções adversas, uma vez que doenças de início precoce (que surgem na infância ou na adolescência) seriam diagnosticadas antes que o proponente se candidatasse ao seguro. As seguradoras, se for necessário, poderão recusar-se a dar cobertura acima de um certo nível, a menos que os resultados de quaisquer exames genéticos tenham sido revelados, ou poderiam devolver uma parte

11. Esta terceira abordagem é atualmente adotada no Reino Unido. Em 1997 a Comissão Consultiva de Genética Humana (HGAC) concluiu que "uma exigência de divulgar resultados de testes genéticos específicos... apenas seria aceitável quando uma associação quantificável entre um dado padrão de resultados de testes e eventos atuariamente relevantes para um determinado produto de seguro tiver sido estabelecida" (*The Implications of Genetic Testing for Insurance,* par. 4.8). O governo estabeleceu subseqüentemente um comitê consultivo, o Comitê de Genética e Seguros (GAIC), que inclui representantes da indústria de seguros, cuja função tem sido avaliar a confiabilidade dos testes genéticos para propósitos atuariais. Na época em que estava escrevendo ele tinha aprovado um teste para a doença de Huntington e outros estavam sendo considerados.

12. Citando um levantamento que argumenta que os custos adicionais seriam mais próximos de 10% do que de 100%, o relatório do HGAC concluiu que "a indústria do seguro de vida poderia atualmente resistir a uma limitada seleção adversa que pode ocorrer como resultado da não-divulgação dos resultados dos testes genéticos para os seguros de vida".

das contribuições do segurado se ele sobreviver a termo. Em outras palavras, existem caminhos para abordar os problemas por meio do desenvolvimento criativo de novos produtos de seguro, que não levariam à temida quebra da indústria como um todo.

Por outro lado, as conseqüências externas à indústria de seguros de se exigir a divulgação dos testes genéticos poderiam ser muito sérias. Para os indivíduos, existe um sério perigo de as pessoas se recusarem a fazer exames genéticos por medo de comprometer a sua candidatura a um seguro, mas em decorrência sendo privados da chance de receber um tratamento precoce do qual poderiam se beneficiar. Em termos do sucesso provável do tratamento, isso pode ser decisivo em uma série de casos, incluindo câncer de mama e de colo. As pesquisas médicas também sofrem, uma vez que as pessoas relutariam em participar de experimentos se eles envolvessem testes levados em consideração para propósitos de seguro. O argumento do interesse público contra exigências de divulgação dos resultados de testes genéticos é muito forte.

Estas considerações apontam em direção a uma versão da segunda abordagem: pelo menos uma moratória e talvez um total banimento. Mas há também problemas mais amplos. Em muitas regiões do mundo, e certamente no Reino Unido, as pressões políticas durante a última década ou mais têm sido no sentido de passar os custos dos serviços de saúde e outros associados para os indivíduos, em uma tentativa de reduzir gastos governamentais em assistência social. Isso tem aumentado o papel desempenhado pelas companhias de seguro privadas, mas também inevitavelmente colocando em uma posição cada vez mais vulnerável as pessoas incapazes, por qualquer razão, de adquirir um seguro. Na medida em que seguradoras comerciais usam de todos os meios para obter vantagens em um mercado sempre mais competitivo, torna-se cada vez mais tentador espremer as margens — talvez pela prática de *cherry-picking* e de ofertas de termos de "vida preferida" às pessoas com riscos abaixo da média, ou por meio de termos mais punitivos ou mesmo da recusa em fazer seguros para pessoas cujos riscos de saúde possam de qualquer forma ser determinados como acima da média. E então as seguradoras são rápidas em argumentar que a informação genética não é diferente em princípio de detalhes sobre a história familiar e outras informações rotineiramente solicitadas.

Ainda assim não pode ser tranqüilamente assumido que a informação genética não é diferente de outras informações, como a história social da genética, que discutimos no capítulo três, torna claro[13]. Há também problemas de ordem mais geral. Riscos de saúde não são geralmente vistos como propriedades individuais, mas como obrigações coletivas[14]. Dotações genéticas que carreguem um nível de risco de saúde acima da média não são simplesmente cargas que têm de ser conduzidas por indivíduos sem que isso diga respeito a outros. Ao alocar serviços de saúde e outros direitos correlatos, o fato de alguns terem uma herança genética relacionada à saúde não é uma base apropriada para discriminação contra eles, nada além de uma dotação genética que os leva a ser mulheres ou negros. Qualquer aumento de risco associado ao retrospecto genético é, portanto, algo que em princípio deveria ser suportado pela sociedade como um todo: isso implica que é, em última análise, dever do Estado garantir que não haja uma classe inferior geneticamente não-segurável. Se o Estado escolher fazê-lo por meio de fornecimento público direto para as pessoas que não podem obter seguros de provedores particulares ou pela aplicação de mecanismos de persuasão para que o setor privado permita que seja oferecido a todos seguros em termos razoáveis, trata-se de uma questão secundária de implementação.

A ênfase em abordagens de seguros baseadas em mutualidade cria um quadro moral enganoso, que sugere que seguros são fundamentalmente um caso de manejo prudente de riscos pelos indivíduos, em vez de ser um instrumento socialmente recomendável para prover as pessoas de acesso aos serviços dos quais elas necessitam — certamente serviços de saúde, mas também proteção adequada para os dependentes, incluindo moradia, e assim por diante. O quadro correto é o da comunidade como um todo assistindo seus membros no manejo dessas cargas (em termos da comunidade da Igreja do Novo Testamento, isso está moldado no vocabulário de suportar as cargas uns dos outros, visitar os doentes, amparar órfãos e viúvas em suas aflições, e assim por diante). Subordinado a essa meta, e orientado para ela, deve haver um papel para organizações privadas proverem seguridade, mas elas assim o fazem porque a comunidade como um todo decide que esse seria um meio

13. Na verdade, a utilidade das histórias familiares para seguros é questionável, dados os inevitáveis problemas de vagas descrições médicas, diagnósticos completamente errôneos, paternidades mal atribuídas, e assim por diante.

14. Cf. em geral Norman DANIELS, The Genome Project, Individual Differences, and Just Health Care, em MURPHY e LAPPÉ (eds.), *Justice and the Human Genome Project*, 110-132, que inclui uma boa discussão moral sobre práticas de seguridade padrão.

efetivo de buscar o bem comum. Isso não quer dizer que não deveria haver companhias privadas, o que requereria um conjunto de considerações muito mais amplo; mas significa que companhias de seguro existem para benefício comum. A mutualidade, pelo menos no uso do termo para seguros, deve sempre estar subordinada à solidariedade.

Patenteamento de genes

Ainda que possa haver um papel para empreendimentos privados, como essa discussão sugere, ele nunca pode ser separado das exigências do bem comum. O mesmo tema é central para um terceiro assunto problemático surgido da nova genética: o patenteamento de genes e material genético. Aqui também a questão fundamental é a relação entre direitos individuais (ou corporativos) e o bem comum, embora também esteja envolvida a natureza dos direitos de propriedade. Mesmo perguntar se a vida é algo que pode ser patenteado adequadamente reduz-se, como veremos, a questões sobre a orientação da propriedade para o bem de todos.

O debate sobre o patenteamento de genes surgiu da corrida para assumir o controle sobre a informação genética que emanou do Projeto Genoma Humano e de outros programas envolvidos no seqüenciamento e no mapeamento do genoma humano. Por meio do isolamento e do patenteamento de seqüências genéticas, companhias biotecnológicas, universidades e instituições semelhantes têm depositado reivindicações exclusivas aos potencialmente enormes retornos financeiros que podem resultar se terapias bem-sucedidas puderem ser desenvolvidas a partir deles. Reivindicações semelhantes estão sendo feitas sobre trechos de DNA de uma ampla variedade de organismos, de culturas como arroz, milho, batata e trigo, até animais de criação como porcos, ovelhas e gado, e a exemplos menos óbvios, como aranhas, cracas e o vírus HIV. Essa atividade está ocorrendo a uma taxa espetacular: no período em que venho escrevendo, patentes vêm sendo requeridas a uma taxa de cerca de 34.500 por mês para diferentes partes apenas do genoma humano. Inevitavelmente, isso tem criado temores. Poderosas corporações biotecnológicas terão um monopólio no desenvolvimento de novas terapias baseadas em genes? O Ocidente rico — a vasta maioria de detentores de patentes são dos Estados Unidos, da Europa ocidental e do Japão – irá usá-las como outro meio de explorar países em desenvolvimento? "A vida em si" está agora sob o controle de companhias comerciais privadas?

Para enfocar estas questões, devemos perguntar primeiro por que, afinal, temos um sistema de patentes. Patentes foram originariamente desenvolvidas por uma série de razões. Por meio de garantias de que inventores e seus investidores teriam direitos exclusivos por um período de tempo sobre os lucros de suas invenções, patentes foram idealizadas para encorajar a inovação, para permitir às pessoas se beneficiar de sua imaginação, de sua inventividade e de seu trabalho e para encorajar investimentos em empreendimentos de risco. Uma patente é portanto uma forma de direito à propriedade intelectual por um período de tempo limitado, concedida em troca da divulgação pública do conhecimento patenteado. (Etimologicamente, a palavra significa "franqueado, acessível", ironicamente em vista do fato de que tirar uma patente pode parecer no clima atual mais uma monopolização do que uma revelação do conhecimento).

A fim de ser elegível para uma patente, uma invenção deve atender a certos critérios. Ainda que variem levemente na formulação de país para país, eles possuem três elementos principais: novidade, utilidade e não-obviedade. Para ser nova, uma invenção não deve ter sido conhecida e estar disponível ao público no período de sua candidatura. Para ter utilidade, uma patente proposta deve especificar uma função concreta, um serviço ou propósito: deve ser de uso benéfico à atividade humana prática. Para ser não-óbvia, deve ter envolvido algum passo inventivo que não teria sido óbvio a alguém experimentado no campo relevante.

Se não houvesse sistema de patentes, diriam seus defensores, não haveria incentivo financeiro à invenção, o que significaria a perda de um motor significativo do empreendimento. Naturalmente, para muitos cientistas pesquisadores, particularmente os que trabalham em áreas relacionadas à saúde, outros motivos poderiam ser bem mais poderosos (bem como dignos): o orgulho na realização, a satisfação de ter contribuído para a subjugação da doença, e assim por diante. Mas em toda a pesquisa financiada de modo privado, como a desenvolvida por corporações biotecnológicas e farmacêuticas, por exemplo, cientistas não obterão investimento financeiro para seus projetos a menos que outras pessoas sejam motivadas pela esperança de retorno financeiro, ou pelo menos pela expectativa de recompensa em troca do risco financeiro. Na prática, isso requer a existência de um sistema de proteção dos lucros para permitir às companhias recuperarem seus investimentos. Não permitir patentes resultaria numa drástica perda de investimentos em novos produtos, incluindo neste caso novas drogas e outras técnicas de diagnóstico e terapêuticas. Na falta de uma reestruturação econômica maciça, há à primeira vista uma forte circunstância para manter um sistema de patentes.

Então, o que há de errado em patentear material genético humano? Uma série de objeções veio à luz. Algumas manifestam preocupação com a injustiça de indivíduos ou corporações privadas e seus acionistas obterem grandes lucros a partir do conhecimento do genoma que foi inicialmente obtido graças ao trabalho de instituições financiadas publicamente ou de grandes fundações de caridade. Esta questão tem sido particularmente posta em relação ao Projeto Genoma Humano. Muito da pesquisa do projeto foi realizada por laboratórios financiados pelo governo dos Estados Unidos e de outros países ou por fundações como o Wellcome Trust no Reino Unido. Mas, em uma célebre disputa, a companhia Celera Genomics, com base nos Estados Unidos, que fez também grandes contribuições ao seqüenciamento do genoma nos últimos estágios do projeto, inicialmente ameaçou manter seus dados privados com vistas a gerar renda a partir deles. Nesse evento a ameaça não se materializou precisamente assim, em grande parte como resultado de uma intervenção conjunta do presidente Bill Clinton e do primeiro-ministro Tony Blair clamando para que os dados genômicos ficassem em domínio público. Mas ainda persiste a situação de companhias privadas defenderem o ganho de dinheiro a partir de donativos públicos.

Um segundo clamor contra o patenteamento de genes é que ele representa uma deturpação do sistema de patentes. Fundamental para a noção de uma patente é a distinção entre uma descoberta e uma inovação. Uma característica do mundo natural que é descoberta não pode ser patenteada: Watson e Crick não poderiam ter patenteado a estrutura espiral do DNA, por exemplo, tal como Roentgen não poderia ter patenteado os raios-X (embora, como um assunto separado, todos estivessem em uma posição de proteger os direitos autorais sobre artigos nos quais tenham publicado suas descobertas). Historicamente, fenômenos físicos e produtos da natureza foram considerados não-patenteáveis. Contudo, em uma decisão de referência tomada em 1980, no caso *Diamond versus Chakraborty*, a Corte Suprema dos Estados Unidos julgou que uma linhagem de bactéria geneticamente modificada para limpar derramamentos de óleo poderia ser patenteada. Dessa forma, assegurou o princípio histórico de que fenômenos da natureza em seu estado natural não são patenteáveis, mas adicionaram uma importante exceção: bens que tenham sido transformados de seus estados naturais pela intervenção humana. Como resultado, patentes começaram a ser retiradas sobre uma variedade de organismos geneticamente modificados e animais, incluindo em 1988 o célebre "oncocamundongo" de Harvard, modificado por engenharia genética para ser suscetível ao câncer de mama humano.

Segundo essa base legal, portanto, genes vêm sendo patenteados. Mas, qualquer que seja o *status* legal, não está claro que esta seja uma posição racionalmente defensável. Os defensores do patenteamento alegam que o processo de isolamento e purificação do DNA é suficiente para justificar sua novidade. Argumentam também que descrever a função do gene é não-óbvio, e que fornecer descrições de funções de potencial diagnóstico e terapêutico dos genes é demonstrar sua utilidade. Contudo, contra isso há espaço para ceticismo, embora muitas das questões relevantes sejam técnicas. Primeiro, o processo de isolar e purificar elementos químicos, que em muitos casos não é um assunto direto, não tem sido suficiente para justificar patentes sobre esses elementos: uma petição de patente para tungstênio, que usou esse argumento, falhou nos Estados Unidos com base em ser este um produto da natureza. De forma alguma está claro que seqüências de DNA em si (em oposição aos processos envolvidos em seu isolamento e em sua purificação) deveriam ser tidas apropriadamente como inventadas e não como descobertas[15]. Segundo, a maioria das alegações sobre usos diagnósticos e terapêuticos de genes ou seqüências gênicas ainda não foram demonstradas, sendo especulativas ou no mínimo exageradas. Em qualquer nível, há ainda pouco que seja industrialmente aplicável sobre eles. E certamente não há nada que justifique a prática corrente de que a patente se aplique não apenas aos usos de um gene especificados na patente, mas também para todos os *potenciais* usos, mesmo que ainda não tenham sido descobertos.

15. Ver Mark SAGOFF, DNA Patents: Making Ends Meet, em Audrey R. CHAPMAN (ed.), *Perspectives on Genetic Patenting:* Religion, Science and Industry in Dialogue, Washington, DC, American Association for the Advancement of Science, 1999, 245-267.

Um terceiro argumento contra o patenteamento de genes é que a inadequação dos controles na emissão de patentes de genes poderia ironicamente terminar por abafar a inovação, em vez de encorajá-la. Os beneficiados financeiramente seriam aqueles que fizeram o trabalho de rotina no seqüenciamento e no mapeamento do DNA, e não os que deram contribuições decisivas no desenvolvimento de novas drogas e assemelhados. Os detentores de patentes de seqüências gênicas, não tendo demonstrado inicialmente qualquer aplicação médica séria para seus materiais patenteados, podem não ser as pessoas mais bem equipadas para explorar as possibilidades nelas contidas. De fato, eles podem inibir pesquisas, detendo patentes de mais seqüências gênicas do que são capazes de desenvolver por si mesmos, e processando os que poderiam ser mais competentes para fazer algo delas. Pesquisadores médicos podem enfrentar a tarefa de ter que superar diversos obstáculos, pagando taxas de licenças a múltiplos detentores de patentes antes de poder trabalhar com drogas e terapias que são a base lógica para acessar o conhecimento genético em primeiro lugar. Seria claramente melhor para as companhias farmacêuticas (o que não precisa, naturalmente, ser diferente para companhias biotecnológicas) patentear drogas e outras técnicas de diagnóstico e terapêuticas que derivaram do conhecimento genético em vez de os genes em si serem patenteados.

Mas nenhum desses argumentos, apesar de toda a sua força, enfoca o que muitos vêem como o problema central com o patenteamento de genes, isto é, o patenteamento da *vida*. Certamente, tais críticos aceitam, não se trata do patenteamento de *uma* vida, de um ser humano vivo, que poderia ser equivalente a um tipo de escravidão, mas é fazer uma aposta em algo tão íntimo para a existência humana que deveria ser tido como intrinsecamente além do patenteamento. O DNA em si pode em um sentido ser não mais do que uma molécula complexa, mas é o componente químico característico de seres vivos, e por essa razão deveria ser dado a ele um *status* especial que o distinguisse de qualquer outra substância existente naturalmente. Alguns iriam além, e argumentariam que este é de fato gnóstico (no sentido de fugir da materialidade do corpo, como discuti no capítulo anterior) para negar qualquer valor especial para o DNA: seria uma negação do dado biológico da existência humana.

Se for aceito o argumento inicial de que nenhum produto da natureza pode ser patenteado e que o DNA é num sentido pertinente um produto da natureza, segue-se que o DNA não deveria ser patenteado, independentemente do valor que se atribua a ele. Mas *mesmo que* fosse aceito o raciocínio da Corte Suprema americana no caso *Chakrabarty*, ainda haveria boas bases para recusar-se a aplicá-lo ao DNA. E isso pode ser exemplificado perguntando-se que *status* ontológico o DNA deveria ter. Por um lado, claramente não seria o mesmo de um organismo vivo, e certamente não se pode atribuir ao DNA o mesmo valor de um ser humano vivo. À vista disso, o patenteamento de animais, tais como o oncocamundongo, requereria maiores justificativas que meramente o patenteamento do DNA, uma vez que eles possuem uma integração ontológica e uma identidade de ordem diferente das dessa molécula complexa. Pode ser argumentado que o DNA não pode ser considerado tão importante quanto órgãos corpóreos, por um tipo de razão semelhante. Obviamente, ele não tem um *status* tão alto quanto o de seres humanos ou partes corpóreas, portanto. Por outro lado, isso não significa que deveria ser tido como simplesmente outro componente químico que ocorre naturalmente, sem nenhum *status* especial. Parece algo reducionista negar ao DNA qualquer significado especial, dado o papel que desempenha nos seres vivos. A vida tem de fato um *status* distinto na Bíblia: ainda que seja provavelmente mais um respeito pelas vidas de criaturas de que uma preocupação vitalista com a vida biológica como tal, algum respeito pelo DNA poderia ser uma maneira apropriada de honrar a isso. Em outras palavras, seria possível reconhecer o valor do DNA, sem inclinação rumo a qualquer tipo de misticismo sobre o DNA ou a uma suposição genética essencialista de que o DNA tem um direito dominante ou exclusivo sobre a identidade humana. Isso também marcaria uma fronteira simbólica contra a tendência rumo à mercantilização da vida, que muitos adequadamente temem poderia resultar da crescente comercialização das ciências da vida.

O que esse *status* especial significaria na prática? Ele não evitaria experimentações ou pesquisas com o DNA, ou seu tratamento para propósitos laboratoriais do dia-a-dia como um componente químico qualquer. Mas poderia justificar seu tratamento como algo além do controle de patentes. Algo semelhante é reconhecido na Declaração Universal Sobre o Genoma Humano e Direitos Humanos, adotada pelas Nações Unidas em 1998, em sua afirmação de que "o genoma humano forma a base da unidade fundamental de todos os membros da família humana, bem como o reconhecimento de sua dignidade e diversidade inerentes. Em um sentido simbólico, é a herança da humanidade". Ainda que isso não enfoque diretamente a questão de patentes, captura o sentido de que há algo intrinsecamente público sobre o genoma humano. O DNA humano, em outras palavras, é apropriadamente considerado uma parte de nossa herança humana comum, o que pode conter a implicação de que indivíduos têm apenas direitos limitados sobre seu material genético se ele foi removido de seu corpo com seu consentimento; pode ser que alguém que tenha um alelo particularmente interessante ou raro não tenha o direito a lucrar com quaisquer terapias que sejam derivadas dele. Mas isso implica igualmente que nenhuma corporação está autorizada a se beneficiar de patentes lucrativas sobre aquela seqüência gênica.

Deveríamos então permitir o patenteamento de genes? Os argumentos que mostrei acima sugerem que não. Há o perigo de que a prática tenha desgastado ou pelo menos obscurecido a diferença entre descoberta e invenção. Não está claro que o resultado seja a favor de seu desenvolvimento, em vez de sufocar o desenvolvimento de novos tratamentos médicos. O papel único que o genoma desenvolve na identidade humana sugere que deva ser respeitado como parte de uma herança comum, e isso seria mais apropriadamente preservado pela recusa em permitir o patenteamento de seqüências gênicas. Muito mais apropriada seria a idéia, sugerida pelo comentarista de biotecnologia Jeremy Rifkin, de um tratado global que tornaria o *pool* gênico humano um recurso mantido em comum e administrado conjuntamente por todas as nações em nome de todas as gerações futuras[16]. Isso não impediria o patenteamento de *aplicações* específicas do conhecimento genético por, digamos, companhias farmacêuticas, o que é um assunto completamente diferente. Há aqui um motivo muito mais forte para um sistema de patentes garantir investimentos em pesquisas de novos medicamentos — embora nunca devamos, naturalmente, esquecer que ele têm sido punitivamente explorados por muitas companhias farmacêuticas em seus esforços de evitar que países em desenvolvimento obtenham drogas mais baratas das quais necessitam para tratar de desesperadoras necessidades de saúde.

Desnecessário dizer, o patenteamento de genes vem ocorrendo já há algum tempo, e as pressões financeiras para continuar a prática significam que não é provável que se desista rapidamente. Isso implica que no momento o

16. Ver adicionalmente Pilar OSSARIO, Common Heritage Arguments against Patenting Human DNA, em CHAPMAN, op. cit., 89-108.

comprometimento prático em questões de patenteamento de genes pode ter de enfocar outros assuntos: garantir que uma dimensão ética seja introduzida no processo da aprovação de patentes e que esse critério ético possa ser monitorado e regulado efetivamente; retomar as discussões sobre direitos de propriedade intelectual em relação ao material genético e correlatos ao domínio público, em reconhecimento de que escritórios de patentes não são os mais apropriados para permitir discussões públicas em tais áreas controversas; pressionar para que as leis de patentes sejam mudadas para contemplar algumas das objeções — por exemplo, permitindo patentes que estejam relacionadas apenas a usos específicos de um gene, não a *qualquer* uso, e assim por diante. Mas isso também implica um questionamento fundamental da forma pela qual pressões de um ambiente comercial competitivo trabalham implacavelmente para absorver a herança humana comum, passando-a para mãos privadas. A propriedade privada deve ser subordinada ao bem público, e não vice-versa.

Justiça global

Todos os três tópicos que discutimos — genética comportamental, testes genéticos e os seguros e o patenteamento de genes — giraram ao redor de questões admiravelmente semelhantes. Apesar das óbvias diferenças que levantaram em questões mais amplas, cada uma esteve conectada com a orientação do privado para o público. Desenvolvimentos em genética comportamental mostraram a importância de assegurar que diferenças em dotações genéticas não sejam usadas para reforçar a superioridade de alguns sobre outros. Os perigos de uma classe inferior geneticamente não-segurável tornaram clara a responsabilidade do governo, como guardião do bem comum, de exigir que seguradoras privadas ignorem o *status* genético ao oferecer seguridade ou a agir como segurador em último recurso. E o patenteamento de genes mostrou tanto ser desejável preservar certos itens como comuns quanto a necessidade de que patentes de propriedades intelectuais privadas estejam subordinadas ao bem público. Em ambos os casos, também mostrou que a primeira visão de sociedade que discuti no início do capítulo, para a qual a autonomia individual é a chave, é o caminho da tentação, mesmo que seja também a direção para a qual tendam as estruturas econômicas, financeiras e legais das sociedades ocidentais. Em compensação, também mostraram as possibilidades da segunda visão, que colocam liberdade individual e corporativa no contexto de compromissos sociais mais amplos.

As duas visões de sociedade são também aplicáveis em um nível global. Uma economia globalizada mundial também carrega consigo responsabilidades morais globalizadas. Uma vez reconhecido que as responsabilidades de uma nação não se limitam ao bem de seus cidadãos mas se estendem também para além de suas fronteiras, uma perspectiva muito mais ampla se abre. Por exemplo, em relação a gastos com pesquisas na saúde, a enorme disparidade entre recursos devotados às doenças de países ricos e os devotados às de países pobres torna-se chocante: dos 56 bilhões de dólares americanos gastos anualmente em pesquisa médica, 90% são devotados a doenças causadoras de 10% do ônus global de doenças. A busca implacável do lucro excessivo tem levado companhias farmacêuticas a processar países como a África do Sul e o Brasil por manufaturarem ou desejarem importar drogas genéricas mais baratas contra a Aids, apesar de suas desesperadoras situações de saúde pública: raramente o ímpeto de lucrar foi colocado acima das necessidades das pessoas de modo tão evidente. A menos que as corporações comecem a compreender que têm responsabilidades que transcendem o valor das ações, não há razões para pensar que a mesma lógica implacável de poder não seja aplicada a novos tratamentos genéticos como tem sido feito com drogas convencionais.

Por que a Igreja aposta na segunda visão de sociedade? É exatamente por perguntarmos sobre a Igreja que a resposta se torna clara. A ética cristã não é em primeiro lugar sobre as decisões de indivíduos, mas o testemunho de uma comunidade. Nessa comunidade as pessoas são chamadas a carregar as cargas uns dos outros, a compartilhar suas posses, a sacrificar suas vidas pelos outros, a crescer em amor. Indivíduos são importantes, naturalmente: o bom pastor abandona noventa e nove para procurar aquele que se perdeu. Mas é precisamente aquele que está perdido, que é marginalizado, que preocupa: o amor por todos demanda amor especial por aqueles que mais necessitam. Na medida em que a Igreja é chamada a modelar esses relacionamentos em sua própria vida, por sua vez seu chamado é para que tais relacionamentos sejam replicados em uma sociedade mais ampla. Algumas dimensões posteriores disso serão consideradas no próximo capítulo, quando examinarmos o testemunho de tal comunidade em resposta ao fantasma de uma tecnologia descontrolada.

Capítulo cinco

Inevitabilidade tecnológica e futuros alternativos

Que futuros podemos imaginar para a tecnologia genética? Como eles resultam do passado? Este capítulo examina a mentalidade da tecnologia e pergunta se é possível para a Igreja incorporar um futuro alternativo.

O ano é 2350. Uma comissão secreta, de alto nível, faz um relatório para a Secretaria de Saúde e de Serviços Humanos em Washington DC sobre suas descobertas. Desenvolvimentos nas tecnologias de melhoramento genético, eminentes acadêmicos concluíram, estão levando inexoravelmente a uma situação que tinha sido freqüentemente prognosticada por alarmistas mas nunca considerada seriamente pelos planejadores de políticas. Modificações genéticas estiveram rotineiramente disponíveis por trezentos anos, após algumas décadas de pesquisa inicial. No início estiveram primariamente limitadas à substituição de genes de doenças óbvias, mas rapidamente melhoramentos de várias características atléticas e cognitivas foram para o mercado, pois foi argumentado que as distinções entre terapia gênica e melhoramento gênico eram fundamentalmente arbitrárias. Aqueles que eram suficientemente abastados tinham progressivamente se familiarizado com o uso de melhoramentos genéticos como parte do fornecimento de um bom começo de vida a seus filhos. Com o decorrer do tempo, uma classe de pessoas que havia se beneficiado por várias gerações de melhoramentos genômicos —

e que tipicamente se casou com pessoas da mesma classe e teve filhos com estas — começou a ser identificada. Um novo sistema de classes biologicamente embasado tinha evoluído. Apesar das óbvias novas injustiças que surgiram, ninguém foi capaz de interromper o processo. O direito à reprodução utilizando quaisquer meios pelos quais os indivíduos pudessem pagar havia muito fora aceito como fundamental para seu modo de vida. As corporações que haviam pesquisado, produzido e comercializado os procedimentos respondiam coletivamente por uma grande parte da economia americana. Outros países haviam banido o uso de melhoramentos genéticos e, como resultado, sofrido economicamente. Políticos, líderes de negócios e formadores de opinião na mídia e nas universidades eram todos da classe geneticamente enriquecida, assim como os da vanguarda de cada área da sociedade; inevitavelmente, relutavam em fazer mudanças que poderiam provocar questionamentos muito radicais. Os que não tinham se beneficiado de gerações de engenharia raramente tinham conseguido alcançar posições de poder, e eram demasiadamente desunidos e distraídos por outras preocupações para fazer qualquer protesto efetivo sobre a situação, além de alguns distúrbios ocasionais.

A alarmante nova situação descrita no relatório secreto do governo sugeriu que ao final do terceiro milênio a divisão crescente entre as duas classes levaria a taxas de fertilidade acentuadamente diminuídas sempre que uma pessoa geneticamente enriquecida tentasse ter filhos com um "natural". A implicação era severa: como observou o relatório, haveria "espécies inteiramente separadas sem capacidade de hibridizar, e com tanto interesse romântico umas pelas outras como um humano atual teria por um chimpanzé". Não estava claro como esse resultado poderia ser evitado. Mesmo se os políticos viessem a apoiar seu banimento dos Estados Unidos, companhias biotecnológicas e seus clientes simplesmente se mudariam para países mais pobres que necessitassem de renda. Apelos morais à classe melhorada provavelmente também não funcionariam: dado que era do interesse de cada indivíduo continuar a dar a seus filhos uma melhor herança genética e ninguém estava sendo diretamente ou claramente prejudicado por suas ações, seria virtualmente impossível persuadir algo mais que uns poucos a mudar seu comportamento. As escolhas livres dos indivíduos haviam inexoravelmente conduzido a uma situação que não podia ser considerada a melhor para a população como um todo.

Este cenário imaginário é retirado do epílogo de um livro recente sobre genética humana escrito por Lee Silver, um professor de biologia molecular na Universidade de Princeton[1]. O interessante sobre ele — e, de maneira muito semelhante a essa, de H. G. Wells (que teve a inspiração para idéias sobre a divisão da espécie humana) em diante — não são tanto os detalhes sobre o que é prognosticado para o futuro, ainda que possam ser temporariamente divertidos. É claro, muita ficção científica é escrita inteiramente como fantasia futurista, sem conexões com o mundo atual, seja de modo explícito ou implícito. Mas muitos dos melhores escritos do gênero emergiram para a proeminência precisamente por causa de suas habilidades em expressar, de forma fictícia, tanto os desejos e medos da sociedade contemporânea como suas tendências sociais e tecnológicas subjacentes. Descrevendo um mundo futuro imaginário, eles manipulam tanto para refletir nossas aspirações e ansiedades quanto para mostrar como, em conjunção com os avanços tecnológicos, elas poderiam gerar uma sociedade ao mesmo tempo semelhante à nossa própria e ainda assim assombrosamente diferente.

A questão, é claro, é como semelhante visão meramente explora nossos medos sobre o futuro, e o quanto é um relato potencialmente sério que extrapola a partir de desenvolvimentos atuais. Naturalmente, seria fácil desqualificar o cenário como mera fantasia da ciência. Mas parte de seu fascínio é precisamente que ele se vale de atitudes, compromissos e tendências com as quais estamos bastante familiarizados, e dessa forma manipula para articular um perturbador sentido de suas inevitabilidades. Justificado ou não, esse sentimento de um futuro inevitável fica à espreita no imaginário cultural, de tal maneira que mesmo os que são decididamente contrários a alguns dos desenvolvimentos potenciais em genética estão resignados a acreditar que eles irão acontecer de qualquer forma. Grupos ativistas e religiosos moralistas, críticos culturais e editores de jornais, todos podem rejeitar a engenharia genética, mas o fazem com o sentido de que a maré da história está contra eles.

Este é o sentido da necessidade tecnológica que desejo explorar neste capítulo final. Os desenvolvimentos rumo a um futuro geneticamente manipulado são inevitáveis ou incertos? Seria possível para nós contar uma história

1. Lee SILVER, *Remaking Eden:* Cloning and beyond in a Brave New World, London, Weidenfeld e Nicolson, 1998, 240-244.

diferente sobre nosso futuro ou estamos de alguma forma irremediavelmente presos no turbilhão de uma tecnologia descontrolada? Estas questões retomam outras que propusemos no capítulo dois, quando discutimos os perigos de mercantilizar crianças, no capítulo três, quando consideramos as tendências rumo a uma nova eugenia, e no capítulo quatro, quando contrastamos dois diferentes tipos de sociedade. Todas elas se relacionam a diferentes visões do futuro e, em termos cristãos, a diferentes escatologias, diferentes entendimentos de como a história será cumprida em Cristo.

O projeto baconiano

Para responder a essas questões, precisamos de uma compreensão mais profunda sobre algumas das forças fundamentais que estão gerando a medicina tecnológica moderna. Muito freqüentemente, a ética, tanto teológica como filosófica, procede como se tudo o que seria necessário para uma resposta suficiente a esses desenvolvimentos genéticos fosse um entendimento dos princípios morais ou um método ético correto a ser aplicado a tais desenvolvimentos. Mas esse tipo de abordagem aplicada corre o risco de ignorar tendências sociais e culturais mais profundas: ele negligencia os padrões latentes de pensamento e prática que deram origem ao fenômeno relativamente superficial de determinadas tecnologias, tais como manipulações genéticas.

Análises éticas que observam apenas os assuntos atuais de cada nova tecnologia emergente não irão ao final entender qualquer tecnologia em sua totalidade. Por não perceberem o fluxo cultural subjacente, estão condenadas a ser reativas, capazes de responder apenas quando a próxima crise moral sobre uma nova tecnologia emergir. Em vez disso, é necessário um entendimento da dinâmica cultural, que tanto cria as novas tecnologias como molda os modos pelos quais as sociedades contemporâneas caracteristicamente respondem a elas. Isto é, necessitamos de um relato das mudanças históricas e culturais mais amplas, que possam contextualizar desenvolvimentos particulares das tecnologias reprodutiva e genética. Apenas dessa forma iremos evitar um sentimento constante de choque à medida que a aparentemente inevitável força esmagadora da tecnologia se espalha.

Quero iniciar este exercício esboçando o relato da medicina tecnológica moderna fornecido por Gerald McKenny em seu livro *To Relieve the human condition* [Para aliviar a condição humana][2]. McKenny traça as raízes da medicina moderna daquilo que ele denomina "o projeto baconiano", em homenagem ao filósofo britânico Francis Bacon (1561-1626). Esse projeto concentrou-se em dois imperativos: a eliminação do sofrimento e a expansão do campo da escolha humana. Suas origens se encontram no despertar da Reforma. O cristianismo protestante enfatizou que a absolvição era recebida por meio da fé, e não obtida pela contínua observância religiosa ou pela prática devocional. Ele desviou a atenção das pessoas para longe de tais esforços para assegurar a vida eterna, direcionando-os a preocupações cotidianas com o bem-estar de seus próximos. O serviço terreno se tornou central, e por sua vez encorajou a busca de maneiras de tornar a benevolência prática mais efetiva.

Como resultado da influência de Francis Bacon e outros de seu tempo, pensou-se cada vez mais que esses esforços demandavam uma instrumentalização do mundo natural, tratando-o como mera matéria-prima a ser utilizada para quaisquer propósitos humanos que pudessem ser imaginados. De modo importante para o futuro da medicina, o mundo natural que poderia ser manipulado dessa forma veio progressivamente a incluir o corpo humano. A nova ciência do século XVII também cooperou para isso, o que subverteu o clássico relato teleológico da natureza, que a compreendia como um mecanismo inerte que poderia ser explicado somente em termos de causas eficientes — daí as metáforas automáticas e mecânicas que caracterizaram o entendimento científico do mundo físico por alguns séculos subseqüentes. A natureza poderia se tornar um objeto de controle, e assim levada a seu oportuno propósito de glorificar a Deus e beneficiar os seres humanos.

O Iluminismo radical do século XVIII levou mais longe o projeto de compaixão prática. Os primeiros utilitaristas daquele tempo calculavam o benefício a seu próximo identificando-o com a maximização do prazer do próximo e a minimização de suas dores. Quando utilitaristas posteriores passaram a interpretar a felicidade e o benefício humano de maneira menos crua, o ideal do alívio do sofrimento se tornou central para a cultura moderna; e a capacidade de contribuir para tal alívio permaneceu como um dos principais critérios pelos quais qualquer instituição ou sistema de pensamento, religioso ou secu-

2. Gerald McKENNY, *To Relieve the Human Condition:* Bioethics, Technology and the Body, Albany, NY, State University of New York Press, 1997.

lar, é julgado. Ao mesmo tempo, o entendimento científico da natureza como um sistema fechado colocou sob questionamento a noção da providência divina, substituindo-a pela idéia deísta de um Deus ausente. Isso requereu uma nova interpretação do sofrimento: não havia mais qualquer sentido em tentar discernir a mão de Deus no sofrimento, ou em vê-lo como um meio de crescimento espiritual. Agora ele se tornava algo basicamente sem sentido, a ser evitado ou eliminado sempre que possível. E, é claro, o poder tecnológico sobre a natureza que a nova ciência havia tornado disponível foi bastante apropriado para contribuir para isso. A providência viria a ser entendida como um destino arbitrário, e a ciência tecnológica, atuando por meio da medicina, começava a assumir o papel quase salvífico de ajudar as pessoas a se livrarem de tal destino.

O valor da autonomia individual também começou a se tornar importante para a medicina. Esse ideal, que foi mediado ao mundo do final do século XVIII e do século XIX pelo romantismo, enfatizou o papel do consentimento individual em relação à intervenção médica. Como resultado, o crescimento do controle médico sobre o corpo cada vez mais tinha de levar em consideração as preferências dos indivíduos em relação a seus corpos. Ainda que possa ter sido apenas ao final do século XX que o princípio do consentimento informado se tornou amplamente reconhecido na prática médica, seus fundamentos haviam sido estabelecidos muito antes. E, da mesma forma que a noção de consentimento em geral transformou-se mais recentemente em uma ênfase da escolha ativa e do ideal da autodeterminação, assim também o consentimento para intervenções médicas no corpo está agora regularmente se transformando no uso instrumental da intervenção médica para alcançar uma gama de escolhas individualmente definidas pelos consumidores sobre seus corpos. Como observa McKenny, "o compromisso de eliminar todo o sofrimento, combinado com um imperativo para compreender as singularidades de cada um, leva a expectativas culturais de que a medicina deveria eliminar qualquer coisa que alguém pudesse considerar um peso limitante ou a fornecer qualquer coisa que alguém pudesse requerer para sua própria realização natural"[3].

O projeto baconiano não é apenas um programa de mudanças práticas, com um compromisso com a benevolência cotidiana, o alívio do sofrimento e

3. Ibid., p. 20.

a concomitante reforma da natureza, da providência, da relação do eu com o corpo, e assim por diante. Ele também moldou a ética em seu próprio formato. Qualquer coisa que questione a explicação natureza-transcendente da medicina se torna moralmente ininteligível. Longe de manter uma distância crítica, que poderia permitir-lhe pelo menos em princípio questionar qualquer atividade ligada ao corpo, a bioética moderna padrão é totalmente cúmplice dos compromissos de liberdade individual, controle tecnológico e alívio do sofrimento real ou potencial que compreendem o projeto baconiano. Qualquer visão alternativa da medicina que pergunte não como ela pode ser subordinada ao desejo de transcender as fragilidades da existência humana, mas como doença e saúde podem ser integradas em uma vida moralmente valiosa que chegue a um acordo com as limitações da finitude e da mortalidade, é rejeitada ou deturpada. Teorias bioéticas padrão são em grande parte variações dos temas kantianos ou utilitaristas, mas as disputas entre eles são relativamente limitadas. Ambos compartilham uma submissão mais ampla à instrumentalização da natureza e a alienação do eu em relação ao corpo, o que os marca como herdeiros legítimos do projeto baconiano. Como conseqüência, se tal projeto deve ser radicalmente questionado, é improvável que isso ocorra nos termos fornecidos pela bioética convencional.

Uma história como essa inevitavelmente simplifica um processo muito mais complexo de mudanças históricas e intelectuais. Mas os riscos de isso ocorrer não devem depreciar o valor de se desenvolver uma perspectiva mais ampla, a partir da qual observar os desenvolvimentos na medicina moderna. Nem deveríamos confundir esta análise do projeto baconiano com certos outros problemas ou com interpretações errôneas. Por exemplo, aceitá-lo não significa uma busca nostálgica de uma era pré-moderna dourada; dizer que há coisas erradas com o mundo moderno não é o mesmo que desejar retornar a um período anterior da história, mesmo podendo haver coisas a serem aprendidas do passado. Nem significa uma rejeição de todas as tecnologias características que surgiram em tempos recentes; isto é bastante compatível com o esforço de discernimento para distinguir as intervenções tecnológicas que deveriam ser adotadas das que deveriam ser rejeitadas. Talvez o mais importante, ser crítico do projeto baconiano não significa que o alívio do sofrimento e o exercício da escolha sejam objetivos ruins. Pelo contrário, reconhece-se que eles são bons; de fato, é precisamente pelo fato de serem bons que é tão difícil reconhecer que podem ser distorcidos e se tornar integrantes de ideais moralmente problemáticos.

Mas esse tipo de consideração é uma ajuda poderosa para entender muitos dos aspectos característicos da medicina moderna. Por exemplo, a ênfase baconiana no uso de meios tecnológicos para controlar o destino ajuda a explicar a tendência instintiva de se voltar para os meios técnicos como primeiro recurso de terapia, assim como a marginalização de doenças médicas que não possam, no atual estágio da medicina, ser curadas (tais como doenças mentais) e das especializações médicas que estão preocupadas tanto com os cuidados como com as curas (tal como a enfermagem, em sua visão tradicional). Seu compromisso central de eliminar o sofrimento traz subjacente o pressuposto de que todo sofrimento é sem sentido e, portanto, de que há pouco valor em tentar encontrar significado nele. Seu desejo de elevar-se acima do destino e de aumentar as escolhas leva a uma instrumentalização do corpo, e a um crescente entendimento do corpo como manipulável de acordo com os gostos e preferências individuais.

A inevitabilidade da engenharia genética

Esta descrição do projeto baconiano também refaz um elo perdido em nossa compreensão da aparente inevitabilidade da engenharia genética. No capítulo três argumentei que há razões para pensar que os tipos de forças que levaram à nova eugenia da triagem pré-natal e do aborto provavelmente contribuem também para um caminho rumo ao melhoramento genético. Sugeri que há quatro desejos no âmago das pressões nesse sentido: o desejo de ter um filho, o desejo de ter um filho geneticamente relacionado a si mesmo, o desejo de ter um filho saudável e, o mais importante para esta questão, o desejo de fornecer um bom começo de vida ao filho. É provável que ao longo do tempo este último desejo leve a exigências de que os pais tenham direitos de fazer escolhas não apenas em relação ao ambiente no qual seus filhos são educados, mas também em relação à constituição genética que eles recebem em primeiro lugar.

Devo deixar claro que nenhum desses desejos é errado em si mesmo. O problema é que eles serão entendidos e conduzidos de uma forma que torna o melhoramento genético mais adequado. De início, são freqüentemente interpretados como naturais. Isto é, na cultura como um todo eles tendem a ser interpretados de uma forma que promove a conformidade a eles como um tipo de harmonia com a natureza mais profunda de alguém, e estigmatiza os que os rejeitam ou os entendem de modo culturalmente diferente dos padrões. Em nosso clima atual isso é reforçado por um essencialismo genético que associa identidade pessoal, apesar de toda a sua complexidade histórica e social, primariamente à constituição genética, e enfatiza a perpetuação da linhagem genética de um indivíduo como central para sua realização pessoal[4].

Além disso, eles são colocados em um contexto social, econômico e tecnológico particular. Se a comercialização de cosméticos e, de modo crescente, das cirurgias estéticas é um indicador, é provável que haja uma intensa atração comercial para pesquisar e manufaturar melhoramentos genéticos cosméticos, uma vez resolvidas questões de segurança e confiabilidade. Também os incentivos para pesquisa científica na área provavelmente permanecerão altos indefinidamente; isso é verdade quer as motivações dos cientistas sejam "boas" (a supostamente desinteressada busca do conhecimento, o prazer da descoberta ou da invenção) ou "ruins" (o desejo de prestígio ou ganho financeiro). A linguagem dos direitos desempenha um papel cada vez mais determinante, na medida em que crescentemente se torna o instrumento pelo qual as pessoas defendem suas preferências de estilo de vida dos sentimentos dos outros. Neste caso, portanto, pode ser argumentado, é claro que as pessoas não deveriam ser compelidas a escolher a engenharia genética para si mesmas ou para seus filhos (embora tenhamos visto no capítulo três razões para não tomar como certo que um direito não seja geneticamente manipulado), mas elas não deveriam ter aversão por outras que poderiam escolhê-la para si mesmas ou para seus filhos. Se indivíduos ou casais quiserem fazer essa opção, cuidando-se para que ninguém seja evidentemente prejudicado, seu direito à privacidade deve ser respeitado.

Por estas e outras razões, tal como a ênfase crescente na reprodução "responsável" que não deixa nada ao acaso, bem como as dificuldades filosóficas em se traçar uma linha divisória clara entre terapia e melhoramento, sugeri no capítulo três que uma tendência ascendente em direção ao melhora-

---

4. Sobre essencialismo genético em geral, ver Dorothy NELKIN, M. Susan LINDEE, *The DNA Mystique:* The Gene as a Cultural Icon, New York, W. H. Freeman, 1995.

mento genético não é improvável. Mas o projeto baconiano acrescenta uma dimensão extra a estas razões, aumentando ainda mais sua força. Porque ele liga todos esses fatores a um conjunto de temas culturais centrados na eliminação do sofrimento e na expansão da escolha. E fazendo isso ele lhes confere um aspecto existencial, uma conexão com outra qualidade de motivação. Esse fator explanatório é defensavelmente muito menos fácil de discernir por aqueles que se limitam às categorias explanatórias padrão do repertório sociológico. Mas é certamente pelo fato de os quatro desejos serem interpretados no contexto cultural do desejo existencial de ser libertado completamente do sofrimento que eles têm uma força singular. As aspirações que eles representam estão de qualquer forma enraizadas bastante profundamente, mas o fato de serem colocados nesse contexto mais amplo serve apenas para enfatizar que vieram a possuir uma força quase religiosa. A engenharia genética parece destinada a acontecer porque surge da conjunção de dois movimentos separáveis, embora interconectados: os aspectos que caracterizam essa tecnologia singular e os que caracterizam a modernidade baconiana como um todo.

É errado, portanto, representar o ímpeto tecnológico para a manipulação genética como um poder hostil, uma força externa que conspira contra nós apesar de nossas melhores intenções. Isso age diretamente por meio dos impulsos de nossas próprias *psiques* e ganha sua força de alguns de nossos compromissos mais profundos. De fato, é tentador pensar que a agudez de nossos repúdios à engenharia genética pode ser um índice de sua proximidade de nosso âmago. Sua aparente inevitabilidade pode ser um reflexo de nossa servidão a desejos particulares para nós mesmos e nossos filhos, bem como de nossa submissão à manipulação tecnológica como um meio de salvação do destino desconhecido.

Este relato é mais substancial do que um mero apelo retórico a ladeiras escorregadias. Ele contém, afinal de contas, uma clara história sobre as causas que estão levando rumo ao melhoramento genético, e não pode ser negado tranqüilamente com base em que não podemos conhecer o futuro. Se o caso é rejeitá-lo, um argumento substancial é necessário para mostrar por que esses fatores causais não são tão importantes como sugerido, ou porque deveria ser dado maior peso a outros. Ele também torna evidente por que pode não ser adequado falar sobre simplesmente decidir contar para nós mesmos histórias diferentes sobre o futuro, possibilidade discutida no capítulo um em relação a

Frankenstein. Os temores em relação ao controle tecnológico sobre o corpo que este mito articulou são profundos demais para ser eliminados pela elaboração contínua de mitos alternativos: em parte, o mito ganha sua potência exatamente porque também representa um medo bastante oportuno sobre ser um criador, tornando-se como Deus. É essa dimensão existencial, quase salvífica, que foi exposta pela análise desses desenvolvimentos em termos do projeto baconiano.

Rumo a uma alternativa

Uma alternativa é possível? Uma resposta a isso pode ser indicar todas as contingências na narrativa que apresentei. Isto é, em vez de assumir que a engenharia genética é inevitável, se poderia demonstrar os muitos caminhos em que a história não se realizou conforme previsto. Por exemplo, neste caso, seria razoável suspeitar que os problemas científicos e técnicos podem ser muito maiores do que a história admite. Cientistas e seus promotores podem exagerar os benefícios ou a velocidade com que serão excluídos de ingenuidade e ignorância ou o desejo de assegurar financiamentos. Em particular, questões de segurança provavelmente permanecerão decisivas em muitas áreas da intervenção genética talvez ainda por décadas: até que possamos ser muito mais claros sobre as várias conseqüências de se substituir um gene em particular, por exemplo, movimentos rumo à engenharia genética positiva provavelmente permanecerão limitados. Tempo também pode ser um fator. Manipular moscas-das-frutas ou camundongos é mais fácil, principalmente porque os efeitos sobre diversas gerações são logo evidentes, enquanto no caso de seres humanos os efeitos podem não ser claros literalmente por gerações.

Há muitas outras incertezas. Mudanças de eventos historicamente imprevisíveis — por exemplo, uma reação popular amplamente difundida contra globalização, capitalismo, tecnologia e tudo o que se referir à genética — poderia diminuir o ritmo dos desenvolvimentos, da mesma forma que o emprego restritivo de patentes de genes. Talvez tão constrangedora quanto as outras seja a severa possibilidade de que a pressão combinada do crescimento populacional global e degradação ambiental ao longo do século XXI pode voltar a atenção pública de modo tão decisivo para outros assuntos que gastar dinheiro em melhoramento genético poderia ser visto como nada menos do que obsceno.

Ainda assim, apesar de todas as formas pelas quais a narrativa pode ser destruída, permanece o fato de que nossas expectativas atuais são firmemente de que a história está se movendo em uma determinada direção. É uma tarefa necessária e valiosa mostrar que essas expectativas podem ser comprovadas como erradas, mas isso nada acrescenta à discussão dos fatores causais por trás delas e que continuarão a provar-se decisivamente influentes se nada mais intervir. Por si só é um exercício negativo e impotente.

Para a teologia cristã, o que está bastante em risco ao se pensar sobre a inevitabilidade de certos desenvolvimentos na história é a natureza da escatologia. A Igreja é chamada a ser testemunha de um tempo em que o Reino de Deus e a redenção do mundo serão manifestos a todos. Isso implica mostrar no tempo atual que necessidades do mundo não são definitivas, que há alternativas reais. Assim, se a forma de pecar que é característica do mundo moderno pode em parte ser descrita em termos da submissão à necessidade tecnológica, a Igreja é chamada a dar testemunho da libertação dessas compulsões de nossa natureza pecadora, libertação proporcionada pela morte e ressurreição de Jesus Cristo. E isso não é simplesmente no caso de pregação, ou de denúncia verbal de tendências particulares. Precisamente porque a Palavra se tornou carne e habitou entre nós, e porque o Espírito Santo — o Espírito de Cristo — está conosco até o fim dos tempos, está aberto à Igreja mesmo agora começar a experimentar em sua vida algo da liberdade prometida. É possível para a Igreja, em sua vida, mostrar que há uma alternativa autêntica às necessidades tecnológicas, que no fundo não passam de características acidentais de um mundo passageiro.

O que isso pode significar na prática para a Igreja? Naturalmente, pode ser que as Igrejas acreditem que em relação à genética as coisas, em termos gerais, estão indo em uma direção saudável. Ainda que haja certos efeitos colaterais indesejáveis, tudo o que é necessário é um pequeno conserto, uns poucos ajustes na máquina: talvez alguma regulação moral aqui e ali, uns poucos pronunciamentos de sínodos, bispos ou conselhos de responsabilidade social, mais algumas declarações internacionais. Sem dúvida, tais exercícios são valiosos, mas isolados correm o risco de reescrever as respostas cristãs tradicionais aos novos desenvolvimentos da tecnologia: primeiro, oprimindo, lamentando a complexidade dos assuntos morais e a incapacidade de nossa sabedoria moral de ajustar-se a nossas capacidades técnicas; e segundo, trabalho de ambulância, apressando-se a dar uma resposta pública à última crise moral quando outro escrúpulo é atropelado pela força tremenda da tecnologia.

Nenhum deles atinge o cerne da questão. O que é necessário é a incorporação de uma contranarrativa, uma história diferente que mostre a contingência da narrativa dominante. A que essa narrativa alternativa poderia se assemelhar? Começarei com os quatro desejos que sugeri como centrais para os desenvolvimentos na tecnologia reprodutiva e genética.

Primeiro, em vez do desejo de ter filhos, deveríamos destacar o papel desempenhado pelo celibato no pensamento cristão. A escolha de não ter filhos foi não apenas uma opção inteligível no cristianismo; em grandes partes da história cristã ela foi tida como alternativa preferencial, tanto refletindo a vida de Jesus em si como testemunhando a possibilidade de sincera devoção a Deus e à causa do Reino de Deus. Tal alternativa tem sido vista na tradição cristã como um chamado divino, e também tem aberto a possibilidade de interpretar a escolha de ser casado e ter filhos como um chamado. Mas precisamente devido à decisão de se ter ou não filhos ser interpretada no contexto do discernimento sobre o que a fidelidade a Deus envolve, ela não apenas impede qualquer interpretação naturalista do desejo de ter filhos que poderia conferir-lhes elementos essenciais para a realização pessoal, mas também impede que a decisão de ter ou não filhos seja reduzida a uma escolha de estilo de vida autogratificante — e dessa forma levanta uma barreira a eles se tornarem itens de consumo.

Segundo, em vez do desejo de ter filhos que é biologicamente relacionado a cada um, é aberto aos cristãos analisarem o desejo de ter filhos em termos do valor da adoção. Cristãos podem compreender a adoção não como uma última resposta à infertilidade quando tudo tiver falhado, mas como uma escolha positiva que reflita em suas vidas o fato de terem sido adotadas como crianças de Deus.

Terceiro, em vez de o desejo de ter uma criança saudável assumir a aura da necessidade, de tal forma que todos os meios sejam empregados para remover deficiências, os cristãos podem reconhecer a centralidade para a autêntica vida da Igreja dos portadores de deficiências. De fato, talvez aqui mais do que em qualquer outro aspecto possamos ver a alternativa à mentalidade baconiana. Na presença dos portadores de deficiências, para quem a medicina não pode encontrar cura, os cristãos encontram a si mesmos despidos de falsa segurança, cientes das ilusões e da potencial crueldade dos esforços humanos para transcender a finitude. A deficiência, como vimos no capítulo três, é um lembrete de que nenhum de nós está bem. É um convite para todos nós, quer nos vejamos como deficientes ou não, entrar na jornada do aprendizado para aceitar nossa fragilidade humana comum e nossa necessidade de comunhão, se quisermos prosperar.

Finalmente, em vez do desejo de dar ao filho o melhor início de vida — que facilmente se traduz na necessidade competitiva de dar ao filho um início melhor do que aquele do filho de outrem —, cristãos podem encontrar a fonte dos valores dos filhos em Cristo. Dessa forma, podem ser libertados das frenéticas compulsões e inseguranças que levam a colocar exigências excessivas tanto sobre si mesmos, enquanto provedores de seus filhos, como sobre suas crianças, das quais exigem um desempenho de acordo com suas próprias expectativas. Há limites quanto ao que os pais podem prover e quanto ao que eles podem esperar, e os cristãos não têm nada a temer por não encontrar suas identidades nas realizações de seus filhos.

Em cada caso, o que é criticado não é o desejo em si: não é errado querer ter filhos, ou ter filhos "de si mesmo", ou ter filhos saudáveis, ou dar-lhes o melhor início de vida. O que é criticado é a idéia de que a compreensão culturalmente prevalecente de como esses desejos deveriam ser realizados seja essencial para a felicidade ou a prosperidade humanas. Em cada caso há alternativas reais, que foram reconhecidas como tais na tradição cristã. Naturalmente, essas alternativas não podem permanecer meramente como ideais declarados, mas têm de ser realizáveis na prática como uma realidade cotidiana para os membros da Igreja — afinal de contas, elas não são alternativas reais se ninguém as pratica. Elas são também necessariamente uma característica da Igreja como comunidade. Não é possível de qualquer maneira honesta para um indivíduo dar testemunho tanto do benefício de ter filhos como do benefício de não ter filhos, por exemplo: mais apropriadamente, como uma comunidade, alguns serão chamados a exemplificar um desses benefícios, alguns a exemplificar outros, enquanto todos são chamados a testemunhar a bondade dos chamados de cada um.

Muito mais poderia ser dito para dar substância a essas respostas aos quatro desejos. Precisaríamos evitar sugerir que o celibato é fácil, que a infertilidade não machuca ou que a deficiência do filho de alguém não exige esforço. Precisaríamos detalhar maneiras práticas pelas quais a Igreja poderia agir, e assim por diante. Além disso, a Igreja tem coisas a dizer e a fazer sobre os outros fatores sociais e econômicos que mencionei anteriormente como também contribuindo decisivamente para um clima que faz a engenharia genética positiva parecer necessária: mercantilismo, consumismo e o restante. Mas o ponto principal é que há meios práticos de enfocar a aparente necessidade da engenharia genética positiva. Ainda que possam não aparecer muito proximamente conectados à tecnologia, eles de fato tentam atingir as motivações fundamentais e forças estruturais que dão origem ao sentido de sua inevitabilidade.

Mas a Igreja tem uma alternativa não apenas para as forças que estão contribuindo rumo à aparente necessidade da engenharia genética. Ela também tem uma visão alternativa para a prosperidade humana diferente da encontrada no projeto baconiano como um todo. Ainda que possa ser essa dimensão o que torna mais evidente o aspecto quase salvífico da engenharia genética, eu a coloquei no final para tornar claro que a Igreja não se refere apenas às dimensões "existenciais" da vida, o último em abstração do penúltimo: mais apropriadamente, refere-se à totalidade da vida, vivida de forma a revelar o caráter e os atos de Deus, sobre testemunhar o último por meio do penúltimo.

Podemos articular a contranarrativa cristã à compreensão da prosperidade humana descrita no projeto baconiano reiterando alguns dos temas teológicos que embasaram os três capítulos prévios. Por exemplo, em resposta à idéia de que a vida está à mercê de um destino arbitrário, os cristãos compreendem que ela é regrada pela providência. Portanto, às vezes o sofrimento precisa ser aceito, como algo que em princípio é capaz de aumentar nosso conhecimento de Deus e de nós mesmos e de nossa dependência de Deus. Mas compreender o destino como providência não é apenas um comprometimento intelectual. É também uma virtude, adquirida pelo esforço disciplinado e constante envolvido em aprender a olhar para sinais do que é bom onde nada é aparente. Isso requer aprender a como rejeitar a declaração volúvel de que o sofrimento é algo mais do que sofrimento: a dor machuca. Mas igualmente significa saber como recusar o desespero ou o lançar da culpa em uma força impessoal tal como a "vida".

Novamente, em relação ao valor da autonomia individual, cristãos deveriam questionar qualquer noção de escolha que omita o caráter daquele que escolhe. Enquanto a visão baconiana da personalidade a deixa vulnerável a ser entendida como simplesmente uma coleção de instintos ou desejos sub-racionais, cristãos devem ver pessoas como seres morais, crescendo em conhecimento e compreensão do que é bom, e sendo formados nas virtudes que constituem tal crescimento. Igualmente, devem ser céticos quanto a qualquer ênfase na autonomia que torne a escolha superior, de tal forma que o conteúdo do que é escolhido seja totalmente obscurecido pela celebração do fato de que foi escolhido: a liberdade de escolha é sem dúvida valiosa, mas assim o é no contexto de ser orientada para a escolha do que é bom. Talvez mais importante de tudo, os cristãos devem rejeitar a legitimação de que a linguagem da autonomia individual permite ao rico e poderoso ignorar as necessidades dos pobres e impotentes.

Finalmente, em relação ao dualismo do eu e do mundo que dá origem à instrumentalização do corpo, cristãos declaram a vida da ressurreição. Algumas aspirações que temos para nossos corpos, as quais a medicina moderna e a genética estão sendo chamadas a realizar, implicam uma crescente dissociação da personalidade em relação ao corpo. Em vez de nos ajudar a nos identificar com nossos corpos, nossa cultura cada vez mais vê o corpo como algo que está por ser transcendido, a ser manipulado de acordo com nosso desejo. Uma resposta a isso é apelar para uma admissão de nossos limites humanos e um reconhecimento de que somos mais bem compreendidos como unidades corpo–alma. É claro, cristãos também desejam afirmar isso. Ainda como vimos no capítulo três, a resposta cristã a esforços de transcender o corpo é baseada não em uma lembrança moderada da finitude, mas na esperança de uma transformação decisiva de nossos corpos no corpo de ressurreição. A transcendência de nossa vida corpórea deve ser encontrada não na fuga de nossa condição física, mas na esperança de nossa ressurreição.

Conclusão

Poderia ser argumentado que a Igreja (ou, em termos empíricos, comunidades-igreja em particular ou grupos de cristãos), aprendendo a responder dessa forma, não irá fazer muita diferença à necessidade da tecnologia na cultura como um todo. Afinal, a escala do problema é vasta e a Igreja é pequena, dividida e largamente seduzida pela promessa tecnológica. Ainda assim, para cristãos, a efetividade social nunca deve ser o critério principal do testemunho da Igreja. Esta é uma resistência simbólica, testemunhando em favor do tipo de vida que Cristo torna possível, e que consiste em aprender a ser libertado das compulsões e dos desejos que fazem a engenharia genética parecer inevitável. O fato de essa resistência ser simbólica indica duas coisas. Por um lado, o compromisso primordial da Igreja não é causar efetividade, ser um agente bem-sucedido da história. Mais apropriadamente, sua primeira tarefa é testemunhar em favor do Reino, apontar para a promessa de um mundo renovado. Por outro lado, indica que a Igreja genuinamente participa daquilo para o qual aponta. Em sua vida incorporada e compartilhada, ela está começando a experimentar a realidade do Reino que proclama. Em termos socialmente empíricos, tais comunidades-igreja sendo constituídas dessa forma devem ser de pequena escala. Mas tal exercício não é uma mera concessão mínima: é um estilo de vida encarnado que realmente abre diferentes possibilidades neste mundo. De fato, embora não dependa de reconhecimento público para sua identidade, tal testemunho não impede a possibilidade de colocar em movimento ressonâncias culturais mais amplas, que podem progressivamente pesar nas opiniões rumo a uma escolha genuína sobre engenharia genética no mundo como um todo.

A primeira tarefa da Igreja, portanto, não é tanto "dar uma contribuição para o debate público", mas começar a viver a diferença. Sendo verdadeira em seus compromissos mais profundos, e aprendendo por si mesma de seu próprio narcisismo e negação da realidade, de suas próprias falhas de justiça e de seu desejo de controle, ela poderia genuinamente começar a compreender e apontar para outra história. Dessa forma, poderia ajudar a cultura mais ampla a atingir o tipo de autoconhecimento necessário para discernir manipulações genéticas aceitáveis das inaceitáveis, como sugeri ao fim do capítulo três. Naturalmente, isso não significa que a Igreja não deveria dizer nada sobre quaisquer desses assuntos — embora tais declarações devam ser vistas como secundárias à tarefa prática de pôr a casa da própria Igreja em ordem[5]. Mas isso sugere sim que o autoconhecimento que a cultura mais ampla adquire poderia revelar-se a oportunidade tanto para penitência como para autocongratulação. E se isso vier a acontecer poderemos verdadeiramente ser capazes de ansiar por um futuro mais humano.

---

5. Discuti a relação da Igreja com o domínio público em *Christianity and Liberal Society*, Oxford, Clarendon Press, 1997, especialmente no capítulo final.

Glossário

Além do glossário de termos científicos, também adicionei uma introdução extremamente breve à ciência da genética, que contém todas as idéias básicas necessárias ao entendimento deste livro. Leituras adicionais são fornecidas na Bibliografia selecionada comentada.

Genética: uma breve introdução à ciência

Existem cerca de 100 trilhões de células no corpo humano. Elas variam enormemente em forma e tamanho, conforme sua função: as células nervosas (neurônios) são longas e finas, por exemplo, enquanto as células epiteliais são achatadas e largas. Dentro de cada célula há um núcleo, que contém corpos em forma de cordão conhecidos como cromossomos. No caso do ser humano existem 46 cromossomos em cada núcleo celular, sendo que estes formam dois conjuntos completos e mais ou menos semelhantes do genoma humano. Cada par no conjunto é numerado de 1 a 22 em ordem decrescente de tamanho, restando dois cromossomos sexuais que, entre outras coisas, determinam o sexo da pessoa (todo mundo possui um cromossomo X, mas os homens têm ainda um cromossomo Y, enquanto as mulheres apresentam um cromossomo X adicional).

Cromossomos são feitos de moléculas de ácido desoxirribonucléico (DNA)[1]. A estrutura do DNA é a familiar dupla hélice, seme-

1. Cada cromossomo é composto de uma molécula de DNA associada com proteínas e RNAs. (N.T.)

lhante a uma escada de corda espiralada, descoberta primeiro por James Watson e Francis Crick em seu trabalho de 1953, o qual foi ganhador do prêmio Nobel. Cada degrau da escada é conhecido como par de bases, visto que liga duas bases. Estas bases são de quatro tipos, adenina, citosina, guanina e timina (freqüentemente abreviadas como A, C, G e T), e cada uma das duas fitas da dupla hélice é constituída de cadeias extremamente longas destas quatro bases. Elas apresentam a propriedade especial de que cada tipo de base se pareia apenas com um outro: A sempre se pareia com T e C com G. Isso significa que cada cadeia é um tipo de imagem espelhada da outra, uma característica que permite a replicação idêntica do DNA e é, dessa maneira, central ao mecanismo de cópia do material genético.

Existem cerca de três bilhões de pares de base no genoma humano, distribuídos ao longo dos 23 cromossomos. A vasta maioria deste DNA, cerca de 95 por cento, aparentemente não tem propósito e por essa razão é conhecido como "DNA lixo". Em meio a esse mar de DNA não-funcional, entretanto, existem seqüências claramente funcionais. Variando de poucos milhares a dezenas de milhões de pares de bases, essas seqüências funcionais são conhecidas como genes; de acordo com as últimas estimativas existem cerca de 30.000 deles no genoma humano. Os genes fornecem as informações que, graças a processos complexos conhecidos como transcrição e tradução, permitem às células produzir seqüências de aminoácidos, que quando completadas e dobradas são conhecidas como proteínas. Essas proteínas são os blocos de construção básicos de todo o corpo.

A engenharia genética trabalha com a manipulação direta do DNA. Trechos do DNA podem ser cortados por "tesouras" químicas especiais conhecidas como enzimas de restrição, e depois conectados a outros pedaços de DNA. Este processo pode ser usado para "copiar e colar" qualquer coisa, desde um único par de bases até um gene inteiro ou mais, gerando DNA recombinante, o que tem sido praticado por muitas décadas. Essa técnica tem sido utilizada para criar bactérias, vírus, plantas e animais transgênicos e poderia, em princípio, ser usada em espermatozóides, óvulos e embriões humanos que seriam então implantados no útero. Entretanto, no ser humano em qualquer estágio posterior ao estágio embrionário, o problema da manipulação direta do gene se torna crítico: técnicas atuais de terapia gênica, por exemplo, não alteram por substituição direta os genes defeituosos por meio de uma "cirurgia" gênica, mas por adição de genes não-defeituosos em um local ao acaso do genoma, o qual se espera que expresse a proteína correta de forma segura.

A natureza da hereditariedade remete a um outro aspecto da genética. Quando células comuns (somáticas) se dividem, um processo conhecido como mitose, cada cromossomo forma uma cópia exata de si mesmo, de maneira que cada célula-filha possui uma quantidade total de 46 cromossomos. Entretanto, para a produção de óvulos e espermatozóides, ocorre um tipo especializado de divisão celular, conhecido como meiose: nesse caso, cada par de cromossomos se alinha e produz um único cromossomo constituído de genes na mesma ordem que nos cromossomos parentais, mas aleatoriamente escolhidos entre eles[2]. Isso significa que cada espermatozóide ou óvulo terá apenas 23 cromossomos, mas que, como resultado do processo de embaralhamento ao acaso, cada um terá um conjunto único de genes. Quando um óvulo é fecundado, os dois conjuntos de cromossomos são unidos para formar um conjunto completo de 46, e o processo de divisão de células comuns (somáticas) prossegue até que uma nova criança venha a existir.

Sempre que a divisão celular ocorre, há inevitavelmente uma chance minúscula de ocorrer um erro durante o processo de cópia gênica[3]. Estes erros são conhecidos como mutações. Elas não são assim tão prejudiciais: de fato, são a base de toda a variação genética e, na teoria ortodoxa darwiniana, são necessários para que ocorra qualquer processo evolutivo. O processo de mutação significa que, para cada gene, há diferentes — e freqüentemente muito diferentes — versões (ou alelos, como são conhecidos). Cada par de genes de uma determinada pessoa pode conseqüentemente ser o mesmo, mas também pode ser diferente. Se uma mudança em um gene leva a uma modificação física depende do fato de ela ser dominante ou recessiva: essa característica, juntamente com muitas das idéias básicas do estudo científico da hereditariedade, foi primeiro descoberta nas décadas de 1850 e 1860 pelo monge austría-

2. O autor está descrevendo brevemente o pareamento dos cromossomos homólogos e o processo de *crossing-over*, durante o qual fragmentos são trocados entre os cromossomos homólogos. O pareamento dos cromossomos é mantido pelo complexo sinaptonêmico, mas não consideramos que neste caso teremos apenas um cromossomo e sim dois cromossomos unidos fisicamente. (N.T.)

3. O que o autor denomina "cópia gênica" é usualmente denominado replicação do DNA. Esse processo envolve a replicação não apenas dos genes, mas de toda a extensão do DNA. (N.T.)

co Gregor Mendel, quando trabalhava com pés de ervilha nos jardins de seu mosteiro.

Isso pode ser ilustrado utilizando como referência alelos que ocasionam doenças. No caso das doenças recessivas, há a necessidade de que ambos os alelos sejam defeituosos para que a doença ocorra: uma pessoa que tem apenas um alelo defeituoso será um portador da doença mas não irá tipicamente padecer dela. Exemplos de doenças recessivas são fibrose cística, doença de Tay-Sachs e talassemia. Doenças dominantes como a doença de Huntington, em contraste, irão ocorrer mesmo que o indivíduo tenha apenas uma cópia defeituosa do gene. Doenças dominantes são geralmente vistas em muitas gerações de uma mesma família, enquanto no caso das doenças recessivas geralmente não há história prévia na família. Em média, um em cada 25 europeus ou norte-americanos brancos é portador de um defeito no gene da fibrose cística, o que significa que em aproximadamente um entre 625 casais ambos os seus membros serão portadores; em relação aos seus filhos, uma média de 2 em quatro serão portadores mas não apresentarão a doença, um em quatro terá a doença e um em quatro não sofrerá da doença nem será portador.

Glossário de termos científicos

Alelo: pode existir um número de diferentes versões de cada gene; cada versão é denominada um alelo.

Ambiente: em relação à genética, o fator contribuinte para o fenótipo de um organismo que não é devido ao seu genótipo; como tal, inclui não apenas influências não-biológicas externas, mas também influências biológicas como as que um feto vivencia no útero.

Característica ou doença monogênica: característica ou doença atribuível a um único gene — por exemplo, Doença de Huntington ou fibrose cística. Compare com características Multifatorial e Poligênica.

Célula somática: qualquer célula do corpo, com exceção dos espermatozóides e óvulos.

Células-tronco: células a partir das quais as células de um determinado tipo de tecido são derivadas. Células-tronco embriônicas são totipotentes — isto é, capazes de serem diferenciadas em qualquer tipo de célula do corpo.

Chips de DNA: microsseqüências que podem testar para centenas de genes simultaneamente.

Clonagem: a técnica de produzir uma célula geneticamente idêntica pela inserção do material genético advindo do núcleo de uma célula adulta em uma célula-ovo, cujos cromossomos tenham sido removidos. O termo clonagem é também usado de uma maneira mais geral para se referir a toda inserção de DNA recombinante em uma bactéria, com o propósito de gerar mais DNA. Ver também Clonagem reprodutiva e Clonagem terapêutica.

Clonagem reprodutiva: uso de técnicas de clonagem com vistas à criação de uma criança clonada; também conhecida como clonagem de gravidez completa. Cf. com Clonagem terapêutica.

Clonagem terapêutica: o uso de técnicas de clonagem para criar embriões que não serão implantados no útero mas cultivados para outros usos terapêuticos, especialmente por técnicas que utlizam células-tronco. Cf. com Clonagem reprodutiva.

Cromossomo: uma longa seqüência filamentosa constituída de DNA e proteínas de suporte, ao longo da qual os genes são encontrados. Há 46 cromossomos em cada célula humana, arranjados aos pares: 22 pares de autossomos e 2 cromossomos sexuais.

DNA: ácido desoxirribonucléico, a molécula que codifica a informação genética.

Doença dominante: doença que ocorre mesmo se apenas uma cópia de dois genes iguais está defeituosa. Cf. com Doença recessiva.

Doença ligada ao X: um tipo de doença na qual o gene está situado no cromossomo X; portanto afeta tipicamente apenas homens, visto que eles possuem apenas uma cópia do cromossomo X. Exemplos incluem distrofia muscular de Duchenne e algumas formas de cegueira de cores.

Doença recessiva: tipo de doença que ocorre somente quando ambas as cópias de dois genes iguais estão defeituosas. Cf. com Doença dominante.

Farmacogenômica (ou farmacogenética): ciência de fabricar drogas que se adeqüem às constituições genéticas dos indivíduos.

Fecundação *in vitro* (IVF): técnica para fecundar um óvulo fora do corpo de uma mulher.

Fenótipo: constituição observável de um organismo.

Gene: uma seqüência funcional de DNA que codifica uma proteína. Atualmente acredita-se haver cerca de 30.000 genes no genoma humano.

Genética comportamental: o estudo da influência genética no comportamento individual. Ver também Genética quantitativa.

Genoma: o total de DNA contido em um organismo.

Genótipo: a constituição genética de um organismo. Compare com fenótipo.

Herdabilidade: a medida da influência genética em uma característica. É estritamente definida como a variância de uma característica em uma população devido às diferenças genéticas dividida pela variância total de uma característica naquela população, e é sempre definida para uma população em particular e para um gene em particular.

Marcador genético: uma seqüência prontamente identificável em um cromossomo. Em alguns casos, marcadores genéticos podem ser utilizados como indicadores da localização provável de um gene em particular.

Melhoramento genético: técnica que utiliza a tecnologia do DNA recombinante para melhorar as características de um organismo.

Multifatorial: característica ou doença multifatorial é aquela que é influenciada tanto por fatores genéticos como por fatores ambientais. Cf. com características Poligênicas e Monogênicas.

Par de bases: par de bases químicas ligadas que formam cada "degrau" da dupla hélice de DNA; há cerca de três bilhões no genoma humano. Uma base é também conhecida como nucleotídeo.

PGD (Diagnóstico genético pré-implantação): exame laboratorial de embriões para diagnosticar potenciais doenças genéticas antes da possível implantação no útero.

Poligênica: característica ou doença poligênica é aquela determinada por mais de um gene. Cf. com características Monogênica e Multifatorial.

Projeto Genoma Humano: projeto internacional lançado em 1990 para seqüenciar e mapear todo o genoma humano.

Proteína: molécula que forma o bloco constitutivo básico de um organismo vivo; as proteínas são constituídas de cadeias de aminoácidos, enfileirados juntos em uma ordem especificada pela seqüência de pares de bases do gene.

Seqüenciamento gênico: a leitura da ordem das bases individuais de um gene.

Tecnologia do DNA recombinante: técnicas que cortam e emendam DNA, com o objetivo de criar novas seqüências de DNA.

Terapia gênica: técnica terapêutica que utiliza a tecnologia do DNA recombinante para substituir um gene de uma doença ou para inserir uma versão sadia de um gene em um núcleo celular.

Terapia gênica de célula somática: forma de terapia gênica direcionada às células somáticas (por exemplo, pulmões, fígado, pele) de um indivíduo.

Terapia gênica de linha germinal: forma de terapia gênica voltada para espermatozóides, óvulos ou embriões em estágio inicial, de tal forma que a terapia pode beneficiar não apenas o indivíduo mas todos os seus descendentes. Compare com terapia gênica de células somáticas.

Triagem de embriões: triagem de embriões para defeitos (incluindo desordens cromossômicas), determinação sexual ou adequação para implantação no útero. Diagnóstico genético pré-implantação (PGD) é uma forma de triagem de embriões.

Bibliografia selecionada comentada

A ciência da genética humana

Para quem deseja entender os aspectos científicos adicionais da genética, embora ainda mantendo o nível da ciência popular, as seguintes introduções são recomendadas: Steve JONES, *The Language of the Genes*, London, HarperCollins, 2000² e Matt RIDLEY, *Genome:* The Autobiography of a Species in 23 Chapters, London, Fourth Estate, 1999. Para um livro sério em nível de graduação, ver, por exemplo, Robert F. MUELLER e Ian D. YOUNG, *Emery's Elements of Medical Genetics*, Edinburgh, Churchill Livingstone, 2001¹¹). Excelentes relatos atualizados dos desenvolvimentos recentes podem ser encontrados semanalmente na *New Scientist* e mensalmente na *Scientific American.*

Abordagens teológicas

Boas introduções teológicas breves à bioética como um todo podem ser encontradas em Gilbert MEILAENDER, *Bioethics:* A Primer for Christians, Grand Rapids, Mi., Eerdmans, 1996 (Protestante) e Helen WATT, *Life and Death in Healthcare Ethics*: A Short Introduction, London, Routledge, 2000 (católica romana). Uma antologia excepcional e abrangente das abordagens teológicas cristãs para cada área da bioética, contendo mais de mil páginas de leitura, é a de Stephen E. LAMMERS e Allen VERHEY, *On Moral Medicine:* Theological Perspectives in Medical Ethics, Grand Rapids, Mi., Eerdmans, 1998². Neil MESSER (ed.), *Theological Issues in Bioethics:* An Introduction with Readings, London, Darton, Longman e Todd, 2002, também é altamente recomendado.

Algumas das mais significantes discussões teológicas de questões genéticas foram levantadas há uma geração. Entre os contribuintes mais proeminentes estiveram o protestante Paul RAMSEY, *Fabricated Man:* The Ethics of Genetic Control, New Haven, Yale University Press, 1970, o eticista de circunstâncias Joseph FLETCHER, *The Ethics of Genetic Control:* Ending Reproductive Roulette, Garden City, NY, Anchor, 1974, e o católico romano Richard McCORMICK, *How Brave A New World?* Dilemmas in Bioethics, London, SCM Press, 1981. Um dos melhores livros publicados com uma abordagem cristã da bioética nos últimos anos, que foi extremamente influente em muito de minha abordagem, é o de Gerald MCKENNY, *To Relieve the Human Condition:* Bioethics, Technology, and the Body, Albany, NY, State University of New York Press, 1997; note-se que não é um livro introdutório. Úteis coleções de ensaios com abordagens cristãs da genética incluem John F. KILNER, Rebecca D. PENTZ e Frank E. YOUNG (eds.), *Genetic Ethics:* Do the Ends Justify the Genes?, Carlisle, Paternoster, e Grand Rapids, Mi., Eerdmans, 1997; e Maureen JUNKER-KENNY e Lisa Sowle CAHILL (eds.), The Ethics of Genetic Engineering, *Concilium* (1998/2), London, SCM e Maryknoll, NY, Orbis, 1998. Audrey R. CHAPMAN, *Unprecedented Choices:* Religious Ethics at the Frontier of Genetic Science, Minneapolis, Fortress, 1999, inclui uma visão geral muito útil de respostas à nova genética, tanto por corpos sectários como por teólogos e eticistas individuais. Outras contribuições teológicas recentes incluem trabalhos de Ted PETERS, *Playing God?* Genetic Determinism and Human Freedon, Nova York, Routledge, 1997; e Ronald COLE-TURNER, *The New Genesis:* Theology and the Genetic Revolution, Louisville, Ky., Westminster John Knox Press, 1993.

Para um trabalho teológico em genética de plantas e animais, ver Donald BRUCE e Ann BRUCE (eds.), *Engineering Genesis:* The Ethics of Genetic Engineering in Non-Human Species, London, Earthscan, 1998.

Capítulo 1 — Introdução

Sobre genética e cultura popular, tanto Dorothy NELKIN e Susan LINDEE, *The DNA Mystique:* The Gene as Cultural Icon, New York, W.H. Freeman, 1995, como Jon TURNEY, *Frankenstein's Footsteps:* Science, Genetics and Popular Culture, New Haven, Yale University Press, 1998, são altamente recomendados.

Capítulo 2 — Saúde, medicina e a nova genética

O Projeto Genoma Humano e algumas de suas implicações são abordados por Danile J. KEVLES e Leroy HOOD (eds.), *The Code of Codes:* Scientific and Social Issues in the Human Genome Project, Cambridge, Ma., Harvard University Press, 1992, apesar de algumas delas estarem inevitavelmente obsoletas; e Philip R. SLOAN (ed.), *Controlling Our Destinies:* Historical, Philosophical, Ethical and Theological Perspectives on the Human Genome Project, Notre Dame, Ind., University of Notre Dame Press, 2000.

O livro de Alice WEXLER, *Mapping Fate:* A Memoir of Family, Risk and Genetic Research, New York, Random House, 1995, é um relato comovente, parcialmente autobiográfico, da história da busca do gene para a doença de Huntington, por alguém afetado pela doença, enquanto o livro de Charles R. BOSK, *All God's Mistakes:* Genetic Counselling in a Pediatric Hospital, Chicago, University of Chicago Press, 1992, é o relato do encontro de um sociólogo com a realidade da doença genética em crianças.

Sobre terapia gênica, ver Leroy WALTERS e Julie Gage PALMER, *The Ethics of Human Gene Therapy*, New York, Oxford University Press, 1997. Sobre clonagem, uma boa leitura é Gregory E. PENCE (ed.), *Flesh of My Flesh:* The Ethics of Cloning Humans, Lanham, Md., Rowman & Littlefield, 1998, enquanto o livro de Ronald COLE-TURNER (ed.), *Human Cloning:* Religious Responses, Louisville, Ky., Westminster John Knox Press, 1997, fornece uma extensão da resposta cristã. O livro de Gregory PENCE, *Who's Afraid of Human Cloning?*, Lanham, Md., Rowman & Littlefield, 1998, vale a pena ser mencionado, mesmo se apenas como um estudo de caso de como *não* fazer bioética.

Um útil guia prático para as questões éticas relacionadas à triagem e aos testes genéticos, que não estão extensivamente cobertos neste livro, pode ser encontrado no livro da ASSOCIAÇÃO MÉDICA BRITÂNICA, *Human Genetics:* Choice and Responsability, Oxford, Oxford University Press, 1998.

Capítulo 3 — Melhoramento genético e a nova eugenia

A história-padrão da eugenia é a de Daniel KEVLES, *In the Name of Eugenics:* Genetics and The Uses of Human Heredity, Cambridge, Ma., Harvard University Press, 1995[2]. Uma boa visão geral das dimensões sociológicas e psicológicas da nova genética é a de Theresa MARTEAU e Martin RICHARDS (eds.), *The Troubled Helix:* Social and Psychological Implications of the New Human Genetics, Cambridge, Cambridge University Press, 1998.

O livro de Tom SHAKESPEARE (ed.), *The Disability Reader*, London, Continuum, 1998, é uma introdução altamente recomendada para assuntos relacionados às deficiências.

Um texto muito bom sobre questões terapêuticas e de melhoramento é o de Erik PARENS (ed.), *Enhancing Human Traits:* Ethical and Social Implications, Washington, DC, Georgetown University Press, 1998. Muitos dos livros de teologia listados acima também abordam esse tema.

Capítulo 4 — Justiça, comunidade e genética

Questões de justiça e genética são abordadas por Timothy F. MURPHY e Marc A. LAPPÉ (eds.), *Justice and the Human Genome Project*, Berkeley, University of California Press, 1994; Ted-PETERS (ed.), *Genetics:* Issues of Social Justice, Cleveland, Ohio, Pilgrim Press, 1998; e Allen BUCHANAN, Dan W. BROCK, Norman DANIELS e Daniel WIKLER, *From Chance to Choice:* Genetics and Justice, Cambridge, Cambridge University Press, 2000. Para um contexto global, ver Solomon R. BENATAR, A Perspective from Africa on Human Rights and Genetic Engineering, em Justine BURLEY (ed.), *The Genetic Revolution and Human Rights*, Oxford, Oxford University Press, 1999, p. 159-189. Uma abordagem feminista da genética é a de Mary Briody MAHOWALD, *Genes, Women, Equality*, New York, Oxford University Press, 2000.

Um livro-texto introdutório básico, mas de leitura muito agradável, sobre genética comportamental é o de Robert PLOMIN, J. C. DEFRIES, Gerald E. MCCLEARN e Peter MCGUFFIN, *Behavioral Genetics*, New York, W. H. Freeman, 2000[4]. Para uma visão alternativa de alguns desses assuntos ver Steven ROSE, *Lifelines:* Biology, Determinism, Freedom, London, Penguim, 1998[2]. Provavelmente a área individual mais controvertida da genética comportamental tem sido a inteligência. Para uma introdução ao assunto com uma boa bibliografia, ver Ian J. Deary, *Intelligence:* A Very Short Introduction, Oxford, Oxford University Press, 2001; para o ceticismo sobre as noções de inteligência e testes de inteligência, ver Ken RICHARDSON, *The Making of Intelligence*, London, Weindenfeld e Nicolson, 1999, e o livro altamente interessante de Stephen Jay GOULD, *A falsa medida do homem*, São Paulo, Martins Fontes, 1991.

Questões de patenteamento, particularmente com relação à ética religiosa, estão bem cobertas em Audrey R. CHAPMAN (ed.), *Perspectives on Genetic Patenting:* Religion, Science and Industry in Dialogue, Washington, DC, American Association for the Advancement of Science, 1999.

Não há uma fonte óbvia publicada para primeiro recorrer sobre genética e seguridade, mas o *website* do Centro de Pesquisa em Genética e Seguridade da Universidade de Heriot-Watt, Edimburgo, é um bom lugar para começar: <http://www.ma.hw.ac.uk/ams/res/girc.html>

Leituras adicionais

Para quem desejar ler mais sobre a ética teológica da genética e outros campos bioéticos relacionados, a obra de LAMMERS e VERHEY (citada acima) é recomendada por sua bibliografia. O trabalho de muitos volumes padrão de bioética, com extensiva referência bibliográfica, é o de Warren T. REICH (ed.), *Encyclopedia of Bioethics*, New York, Macmillan, 1995[2]. 5v.

Inevitavelmente, muitos trabalhos detalhados estão publicados em periódicos. Periódicos cristãos em bioética incluem *Christian Bioethics* e *Ethics and Medicine*, embora muito seja também publicado em outros periódicos devotados à teologia (tais como *Theological Studies* ou *Religious Studies Review*) ou ética cristã (por exemplo, *Studies in Christian Ethics* ou *Journal of Religious Ethics*). Há muitos periódicos filosóficos devotados à bioética: entre eles, *Hastings Center Report* (provavelmente o mais importante periódico da área), *Journal of Medical Ethics*, *Journal of Medicine and Philosophy* e *Bioethics*.

O número de *websites* devotados à bioética é vasto, como uma visita casual a um *site* de busca poderá demonstrar, mas especialmente úteis são o *website* do Centro de Bioética e Dignidade Humana (<http://www.cbhd.org>), que contém uma atualização diária de notícias de bioética e outros recursos *on-line*, e o Centro Nacional de Referência para Literatura em Bioética da Universidade Georgetown (<http://www.georgetown.edu/research/nrcbl>), que possui *links* para vastos bancos de dados bibliográficos em bioética.

Índice remissivo

A

aborto, 15, 29, 30, 50, 70, 76-79, 81, 95, 97, 149
adoção, 14, 90, 92, 95, 131
autismo, 91, 93

B

Bacon, Francis, 123, 124
Belloc, Hilaire, 55
"brincar de Deus", 9, 13

C

Capitalismo, 55, 129
Celera Genomics, 23, 111
celibato, 131, 132
células germinativas, 16, 25, 27, 28
células somáticas; ver também melhoramento genético, 25
células-tronco; pesquisa de células-tronco; ver também clonagem, terapêutica, 14, 17, 18, 28, 34, 38-41, 47, 141
Chesterton, G. K., 55
Clonagem, 10, 14, 17, 18, 28, 33-42, 47, 141, 147
consumismo, 31, 133
corpo, 12, 13, 22, 23, 25, 26, 28, 41, 44, 54, 59, 71, 72, 75-77, 80-85, 100, 113, 115, 123-126, 129, 134, 137, 138, 140, 141
Corte Suprema, 111
Crick, Francis, 22, 111, 138

D

Daniels, Normans, 82, 108, 148
Darwin, Charles, 51
Davenport, Charles B., 53
Declaração Universal sobre o Genoma e Direitos Humanos, 114
Deficiência, 21, 31, 32, 55, 60-66, 73, 78, 79, 132
Diagnóstico genético pré-implantação, 14, 17, 18, 28-31, 41, 59 142, 143
Diamond versus Chakrabarty, 111
DNA, status ontológico do, 113-115

E

embrião, 17, 28-31, 38, 41-47
engenharia genética; ver também melhoramento genético, 14-16, 47, 49, 73, 75, 79, 100, 112, 121, 126-129, 133, 135, 138
escatologia, 130
estudos de adoção, 90, 92
Estudos de gêmeos, 90, 92, 95
Eugenia, 15, 33, 47, 49-59, 63, 64, 66, 67, 122, 126, 148

F

Farmacogenômica, farmacogenética, 24, 47, 141
"fator repulsa", 9, 11, 71
Fenilcetonúria, 97
Fertilização in vitro; ver também tecnologias de reprodução, 11, 28, 67
Fisher, Ronald A., 54
Ford, Norman, 43
Frankenstein, 12, 49, 129, 147

G

Galton, Francis, 51, 52
Gelsinger, Jesse, 26
genética comportamental, 15, 74, 87, 89, 90, 92, 93, 94, 95, 96, 98, 99, 100, 102, 103, 116, 142, 148, 149
global, 15, 67, 87, 115-117, 129, 148
gnosticismo, 75

H

Haldane, J. B. S., 54
Harris, John, 72
Hauerwas, Stanley, 78
hereditariedade, 51, 52, 90, 91, 139

94
endell, 52
ation and Embriology Authority
4, 38
netics Advisory Commission (HGAC), 34
Julian, 54

I

igreja, 16, 18, 19, 32, 37, 42, 47, 53-55, 75, 85, 89, 108, 117, 119, 130-135
igualdade de oportunidades; ver também justiça, 102
Inge, W. R., 54, 55
Inteligência, 10, 15, 68, 69, 72, 90, 94-96, 98, 99, 102, 149

J

Juengst, Eric, 83, 84
Justiça, 15, 19, 22, 45, 75, 86, 87, 89, 101, 102, 103, 116, 135, 148

K

Kass, Leon, 12
Kevles, Daniel, 52, 53, 57, 147, 148
Khushf, George, 18

L

Lamarckista, princípio, 52
Laski, Harold, 54
Liberdade reprodutiva, direito à, 34-35

M

McKenny, Gerald, 77, 81, 122-124, 146
Medicina, 14, 17, 18, 20, 21, 24, 27, 56, 67, 76-78, 81, 83, 84, 122-126, 131, 134, 147
melhoramento genético, 40, 49, 58, 66, 67, 68, 69, 71, 73, 75, 119, 126, 127, 128, 129, 142, 148
Mendel, Gregor, 52, 140
mercantilismo, 32, 36, 133
Muller, H. J., 54
Murray, Charles, 94

N

National Bioethics Advisory Commission (NBAC), 33
Nazismo, Alemanha nazista, 14, 50, 56, 63
"necessidade" de, 16, 40, 77
Nova eugenia, ver eugenia 15, 33, 49, 50, 55, 58, 59, 67, 122, 126, 148

P

Patenteamento de genes, 15, 87, 89, 109, 111, 113, 115, 116
Peterson, James, 84
Pio XI, papa, 54
Platão, 51
Projeto baconiano, 16, 122-126, 128, 129, 133
Projeto Diversidade do Genoma Humano, 23
Projeto Genoma Humano (HGP), 109, 111, 142, 147
Projeto Proteoma Humano, 23

R

Redenção, 75, 130
Reprodutiva, 14, 17, 18, 28, 34, 35, 37, 40, 42, 47, 59, 67, 69, 122, 131, 141
ressurreição do corpo, 80, 84, 85
Ressurreição; ver também ressurreição do corpo, 80, 84, 85
Roentgen, W. K., 111

S

Salvação, 14, 17-21, 47, 75, 76, 78, 85, 128
Saúde, 10, 14, 17, 18, 20, 21, 24, 41, 61, 63, 71, 72, 82, 83, 86, 103, 104, 105, 107, 108, 110, 115, 117, 119, 125, 147
Segurança, teste genético e, 16
Shaw, George Bernard, 54
Shelley, Mary, 12
Silver, Lee, 121
slippery slope-argument, 11, 40
Sofrimento, 16, 18, 20, 22, 59, 64, 65, 76-79, 81, 100, 123-126, 128, 133
status do, 17, 28, 41, 42, 46

T

Tecnologia, 7, 13, 15, 16, 23, 27, 37, 40-42, 47, 60, 61, 69, 117, 119, 122, 128-131, 133, 134, 142, 143
Tecnologias de reprodução; ver também fertilização in vitro terapêutica; ver também pesquisa de célula-tronco, 34, 36-37, 67, 69, 131
terapêutica, 34, 38, 67, 76, 81, 85, 141, 143
Terapia e melhoramento; ver melhoramento genético
terapia genética e
Terapia gênica, 10, 16, 25-28, 42, 49, 50, 71, 82, 119, 138, 143, 147
teste genético, 96, 103
teste pré-natal, 50, 58, 64, 126
The Bell Curve (Hernstein e Murray), 15, 94, 102
triagem genética, 58
triagem; ver também diagnóstico genético pré-implantação, 14, 17, 28-31, 41, 59, 142

W

Watson, James D., 9, 22, 111, 138
Webb, Beatrice, 54
Webb, Sidney, 54
Wellcome Trust, 22, 111
Wells, H. G., 54, 121
Wilmut, Ian, 34

Este livro foi composto nas famílias tipográficas
Stone Sans e *Times New Roman*
e impresso em papel *Offset 75g*

Edições Loyola
Editoração, Impressão e Acabamento
Rua 1822, n. 347 • Ipiranga
04216-000 SÃO PAULO, SP
Tel.: (011) 6914-1922